Giovanni Maciocia

42 Rezepturen aus der chinesischen Materia medica

»Ein ganz großer Dank der Autoren gilt der Stoll VITA Stiftung, Waldshut, die durch finanzielle Förderungen die Erstellung des Buches ermöglicht hat.«

Giovanni Maciocia

42 Rezepturen aus der chinesischen Materia medica

Die Drei Schätze
und ihre Anwendung in der
Traditionellen Chinesischen Medizin (TCM)

Deutsche Übersetzung und Bearbeitung
Michael Hammes

Hippokrates

Die Deutsche Bibliothek CIP-Einheitsaufnahme
Ein Titeldatensatz für diese Publikation ist bei der Deutschen Bibliothek erhältlich

Titel der Originalausgabe:

The Three Treasures. Classical formulae for the modern world. 2nd edition. The Peony Press, London © Giovanni Maciocia 1996

Anschrift des Verfassers:

Giovanni Maciocia, C. Ac. (Nanjing)
Pine Trees, Chiltern Road
Amersham, Buckinghamshire HP6 5PG
England

Anschrift des Übersetzers und Bearbeiters:

Dr. med. Michael Hammes
Plinganserstrasse 120
81369 München

Anschrift des Reihenherausgebers:

Dr. med. Raymund Pothmann
Evangelisches Krankenhaus
Sozialpädiatrisches Zentrum
Virchowstrasse 20
46047 Oberhausen

Wichtiger Hinweis: Wie jede Wissenschaft ist die Medizin ständigen Entwicklungen unterworfen. Forschung und klinische Erfahrung erweitern unsere Erkenntnisse, insbesondere was Behandlung und medikamentöse Therapie anbelangt. Soweit in diesem Werk eine Dosierung oder eine Applikation erwähnt wird, darf der Leser zwar darauf vertrauen, dass Autoren, Herausgeber und Verlag große Sorgfalt darauf verwandt haben, dass diese Angabe **dem Wissensstand bei Fertigstellung des Werkes** entspricht.
Für Angaben über Dosierungsanweisungen und Applikationsformen kann vom Verlag jedoch keine Gewähr übernommen werden. **Jeder Benutzer ist angehalten**, durch sorgfältige Prüfung der Beipackzettel der verwendeten Präparate und gegebenenfalls nach Konsultation eines Spezialisten festzustellen, ob die dort gegebene Empfehlung für Dosierungen oder die Beachtung von Kontraindikationen gegenüber der Angabe in diesem Buch abweicht. Eine solche Prüfung ist besonders wichtig bei selten verwendeten Präparaten oder solchen, die neu auf den Markt gebracht worden sind. **Jede Dosierung oder Applikation erfolgt auf eigene Gefahr des Benutzers.** Autoren und Verlag appellieren an jeden Benutzer, ihm etwa auffallende Ungenauigkeiten dem Verlag mitzuteilen.
Geschützte Warennamen werden **nicht** besonders kenntlich gemacht. Aus dem Fehlen eines solchen Hinweises kann also nicht geschlossen werden, dass es sich um einen freien Warennamen handele.

ISBN 3-7773-1356-4

Unsere Homepage: http://www.hippokrates. de

Printed in Germany 2001

Satz: Hofacker DDV GmbH, Schorndorf
Druck: Druckerei Schäuble, Stuttgart

Inhalt

Vorworte ... IX

Teil I Einführung ... 1

Einführung ... 3

Erläuterung der Rezepturen ... 9

Integration von Phytotherapie und Akupunktur ... 19

Dosierung ... 22

Übersetzung chinesischer Termini ... 26

Teil II Rezepturen von A–Z ... 27

Befreie von Beklemmung ... 29
(die Qi-Stagnation beseitigen, die Geisteskraft beruhigen)

Befriede die Geisteskraft ... 31
(das Milz-Qi und Herz-Blut auffüllen, die Geisteskraft beruhigen)

Behausung der Mitte ... 33
(das Milz- und Magen-Qi sowie -Yin auffüllen, Feuchtigkeit umwandeln)

Biege den Bambus ... 38
(das Leber-Blut nähren und das Leber-Yang absenken)

Brokat-Sehnen ... 40
(Wind-Feuchtigkeit austreiben, das Leber-Blut nähren)

Chemo-Adjuvans ... 42
(das Qi auffüllen, das Yin nähren und das Blut kühlen)

Drainiere die Felder ... 43
(Feuchtigkeit umwandeln)

Drainiere Feuer ... 45
(das Leber- und Herz-Feuer klären, Feuchtigkeit ausleiten, die Geisteskraft beruhigen)

Erhelle das Augenlicht ... 49
(das Leber-Blut und das Nieren-Yin nähren, den Augen nutzen)

Erleichtere dem Yang die Reise ... 51
(das Nieren-Yang auffüllen, das Nieren-Yin nähren, die Leere-Hitze klären)

Erleichtere dem Yin die Reise ... 53
(das Nieren-Yin nähren, das Nieren-Yang auffüllen, die Leere-Hitze klären)

Erleichtere die Muskeln . . . 55
(Feuchtigkeit-Hitze klären, die Mitte harmonisieren)

Erlöse den Mond . . . 57
(die Leber besänftigen, das Qi bewegen, das Blut nähren, die Geisteskraft beruhigen)

Friedlicher Sonnenuntergang . . . 59
(das Leber-Feuer ausleiten, Schleim umwandeln, das Blut beleben)

Fülle das Qi auf und erleichtere die Muskeln . . . 61
(das Qi auffüllen, das Yang anheben, und Feuchtigkeit umwandeln)

Heiße die Düfte willkommen . . . 63
(die Nase öffnen, Feuchtigkeit-Hitze klären, das Qi auffüllen)

Jadequelle . . . 65
(das Magen-, Milz- und Lungen-Yin nähren)

Jadeschirm . . . 67
(Wind austreiben, das Qi auffüllen und der Nase nutzen)

Kläre das Qi . . . 69
(das Lungen-Qi absenken, die verschärften Atemgeräusche stillen)

Kläre das Yang . . . 71
(das Leber-Yang absenken, den Leber-Wind auslöschen, Schleim umwandeln)

Kläre die Seele . . . 73
(Schleim-Hitze klären, die Brust weiten)

Kläre die Wurzel . . . 75
(Feuchtigkeit-Hitze ausleiten, das Qi auffüllen, das Yin nähren)

Klare See . . . 77
(Feuchtigkeit austrocknen, Schleim umwandeln)

Klarer Glanz . . . 80
(Hitze klären, Feuchtigkeit umwandeln, Wind austreiben)

Kräuterwächter für das Yang . . . 81
(das Lungen-, das Milz- und das Abwehr-Qi auffüllen)

Kräuterwächter für das Yin . . . 83
(das Lungen- und das Abwehr-Qi auffüllen, das Yin nähren)

Kräuterwächter für Kinder . . . 85
(das Qi auffüllen, die Immunfunktion anheben und die Verdauung fördern)

Nähre die Wurzel . . . 87
(das Nieren-Yin und die Essenz nähren)

Nähre die Wurzel und kläre Wind . . . 89
(Wind-Feuchtigkeit austreiben, das Nieren- und das Leber-Yin nähren)

Öffne das Herz ... 91
(das Qi der Brust bewegen und regulieren, die Geisteskraft beruhigen)

Prächtige See ... 93
(das Leber-Blut nähren und der Haut nutzen)

Radiatio-Adjuvans ... 95
(das Qi auffüllen, das Blut und das Yin nähren, das Blut bewegen und kühlen)

Rege das Zinnoberfeld an ... 96
(das Leber-Blut bewegen, die Stase beseitigen)

Roter Aufruhr ... 98
(die Qi- und Blut-Stase in der Brust bewegen, die Geisteskraft beruhigen)

Stärke die Wurzel ... 100
(das Nieren-Yang, das Blut und die Essenz stärken)

Stütze die Mitte ... 103
(das Milz-Qi und das Magen-Yin stärken, Feuchtigkeit umwandeln)

Treibe Wind-Hitze aus ... 105
(die Oberfläche befreien, Wind-Hitze austreiben)

Treibe Wind-Kälte aus ... 107
(die Oberfläche befreien, Wind-Kälte austreiben)

Trenne Klares und Trübes ... 109
(Feuchtigkeit umwandeln, die Diurese vorantreiben, das Qi auffüllen)

Ungestörte Passage ... 111
(das Milz-Qi auffüllen, die Leber regulieren)

Verwurzele die Geisteskraft ... 113
(das Leber-Blut und das Leber-Yin nähren, die Geisteskraft beruhigen)

Wandle dich in ein Lächeln ... 115
(das Leber-Qi bewegen, das Milz-Qi auffüllen)

Teil III Für den eiligen Leser ... 117

Rezepturen nach Zustandsmustern ... 119

Kombinationen der Rezepturen ... 122

Rezepturen nach den betroffenen Organ-Funktionskreisen ... 127

Symptomen-Index ... 129

Zungen-Photos ... 137

Der Himmel hat drei Schätze, die Sonne, den Mond und die Sterne
Die Erde besitzt drei Schätze, das Wasser, das Feuer und den fruchtbaren Boden
Ein menschliches Wesen wird von drei Schätzen erleuchtet, Jing, Qi und Shen
Der weise Gebrauch dieser Schätze eröffnet uns die Ewigkeit

Vorworte zur Originalausgabe

Zum neuen Band der Reihe „Akupunktur in Klinik und Praxis"

Europa steht an der Schwelle des 3. Jahrtausends und nähert sich zunehmend der vollständigen Rezipierung der Traditionellen Chinesischen Medizin (TCM). Jahrzehntelang war damit nur der Begriff der Akupunktur assoziiert. Erst in den 90er Jahren hat insbesondere in Deutschland zunächst Quigong Einzug gehalten und – parallel zur Verbreitung der chinesischen Diätetik – das Interesse für die chinesische Kräuterpharmazie zugenommen. Gefördert wurde diese Entwicklung durch die erweiterte (Voll-)ausbildung in Akupunktur, wie sie auch von den Krankenkassen im Vorfeld einer Teilgebietsbezeichnung gefordert wird.

Es handelt sich nun aber bei der chinesischen Phytotherapie um einen sehr umfänglichen Wissenskatalog. Jede Rezeptur besteht aus drei bis über zwölf Einzelbestandteilen, die in ihrer Wirkung nach klassischer Vorgehensweise – individuell auf das jeweilige Krankheitsbild abgestimmt – zusammengestellt werden. Dadurch wird allerdings der Kreis der Heilkundigen, aber auch der Patienten, die von diesem Verfahren profitieren sollen, erheblich eingeschränkt.

Hier bot sich analog zur homöopathischen Tradition in Deutschland die Erstellung von typisierenden Kombinationspräparationen (Komplexmittel) an. Keinem Geringerem als Giovanni Maciocia ist es zu verdanken, in kreativer Weise eine Sammlung von syndrombezogenen Rezepturen zu konfektionieren und in einer didaktisch hervorragend zugänglichen Art zu konfektionieren. Das Ergebnis dieser Arbeit liegt nun auch in deutscher Sprache vor und es ist Michael Hammes in umsichtiger und fachkundiger Weise gelungen, die englische Vorlage in ein gleichermaßen gut verständliches Deutsch wie auch eine traditionell-chinesische Begrifflichkeit zu kleiden.

Das vorliegende Buch eröffnet somit – zusammen mit der leichten Verfügbarkeit der Kräuterextrakte in Form von Kompretten – einem breiten Behandler- und Patientenkreis den Zugang zu einer vertiefenden und abrundenden traditionell-chinesischen Therapie. Erfahrungsgemäß wird der Erfolg dieses Vorgehens deutlich verbessert, wenn im Vorfeld die Grundzüge der traditionell-chinesischen Ernährungslehre beachtet werden, insbesondere was die Vermeidung belastender Nahrungsmittel betrifft. So gesehen handelt es sich beim Einsatz der Kräuterpharmazie um eine regelrechte Nahrungsmittelergänzung, und als solche wird sie arzneimittelrechtlich auch behandelt. Der Vorzug gegenüber unkontrollierten Einfuhren chinesischer Kräuter – mit ihren gelegentlich zu bemängelnden Pestizidrückständen – ist darüberhinaus durch die Kontrolle im Herstellungsland England gegeben. Die vorgeschlagene Dosierung wird in aller Regel gut vertragen und ist auf den konstitutionell umstimmenden Ansatz zugeschnitten. Aber auch die Akutbehandlung kann durch entsprechende Dosissteigerung im Einzelfall profitieren.

Dem Leser dieses Buches sei die gleiche Freude bei der Umsetzung in den Alltag vergönnt wie dem Verfasser dieser Zeilen, eine Freude, die sich an den therapeutischen Fortschritten Ihrer Patienten ablesen lässt.

Oberhausen im August 2000
Raymund Pothmann

Zur Übersetzung und Bearbeitung

In der Übersetzung des Originaltextes von Giovanni Maciocia wurde das Ziel verfolgt, sowohl die Gedankengänge des Autors als auch die zugrundeliegenden chinesischen Konzeptionen in authentischer Weise in der deutschen Sprache nachzuempfinden. Dabei sollte vor allem der metaphorische Charakter der Termini technici der Traditionellen Chinesischen Medizin und der poetische Klang der Rezepturennamen gewahrt bleiben. Für originär chinesische Ausdrücke wurde daher bewußt keine Übersetzung aus dem Fachjargon der modernen Medizin gewählt.

Das vorliegende Buch erlaubt dem Leser einen einfachen Einstieg in die Arbeit mit Rezepturen aus der chinesischen Materia medica. Es soll den potentiellen Anwender der häufig schweren Aufgabe entheben, selbst eine individuelle Rezeptur für den Patienten zu entwerfen. An diesem Punkt ist die Kritik der Verfechter individueller und eigenständiger Verordnungen zu erwarten. Der unbestreitbare Vorteil des vorliegenden Werkes ist jedoch in dem Umstand zu sehen, dass von dem potentiellen Anwender allein die Beherrschung der chinesischen Differenzierung des Krankheitszustandes erwartet wird. Hierzu erhält der Leser in dem Buch eine Vielzahl von Hilfestellungen in Form von praxisrelevanten Bemerkungen zu den einzelnen Rezepturen und nützlichen Registern zum schnellen Auffinden geeigneter Rezepturen.

Die in diesem Buch dargestellten Rezepturen sind zunächst als Vorschläge für eine mögliche praktische Anwendung anzusehen. Eine Verschreibung und Einnahme der Rezepturen liegt in der alleinigen Verantwortung der Benutzer. Die Anwender sind verpflichtet, sich selbständig über mögliche Gefahren und Risiken des Gebrauchs zu informieren sowie die Qualität und Unbedenklichkeit der angewandten Produkte zu überprüfen.

Mit der Übersetzung des vorliegenden Werkes soll die Auseinandersetzung mit der chinesischen Medizin gefördert und Raum für neue Diskussionen eröffnet werden. Für Kritik, Anregungen und Hinweise ist der Übersetzer jederzeit offen und dankbar.

Dr. med. Michael G. Hammes, München

Zur Originalausgabe

Das vorliegende Buch wurde von Giovanni Maciocia zusammengestellt und die Rezepturen darin basieren sowohl auf klassischen chinesischen Verschreibungen wie auch auf eigenen Erfahrungen des Autors. Das Buch beinhaltet 42 Rezepturen, welche auf die Behandlung verschiedener Störungen aus dem Bereich der Inneren Medizin und der Gynäkologie, einiger ophthalmologischer und dermatologischer Probleme wie auch der Nebenwirkungen der Chemotherapie und Radiatio zielen.

In den vielen Jahren seiner klinischen Praxis hat es Giovanni Maciocia verstanden, die Theorie der Chinesischen Medizin in flexibler Weise zur Behandlung von Krankheiten im Westen einzusetzen. Er hat klassische chinesische Kräuterrezepte an die klinischen Bedingungen im Westen angepasst, und er hat neue Verschreibungen entwickelt, um damit Störungen zu behandeln, die in China kaum anzutreffen sind. Auf diese Weise konnten gute Resultate erzielt werden und die Rezepturen erfreuen sich einer hohen Akzeptanz bei seinen Patienten.

Das Buch ist als Nachschlagewerk für Praktiker gedacht, um diesen zu einem Verständnis chinesischer Kräuterrezepturen zu verhelfen und ihr Geschick in der Auswahl der richtigen Verschreibung auf der Basis der Differenzierung von Zustandsmustern zu fördern.

Dieses Buch und die von Giovanni Maciocia entwickelten Verschreibungen sind als ein wesentlicher Beitrag zur Fortentwicklung und kreativen Anpassung der Chinesischen Medizin an westliche Bedingungen zu begrüßen.

Professor Zhou Zhong Ying
Früherer Präsident der Nankinger Hochschule für Traditionelle Chinesische Medizin
Nanjing, Januar 1995

Teil I: Einführung

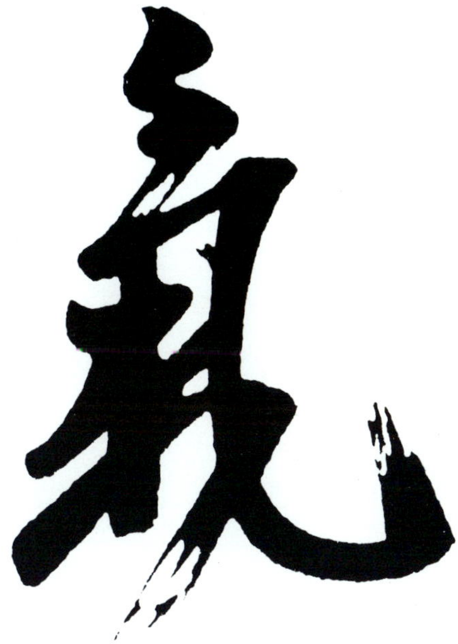

Das Schriftzeichen Qi in einer Kalligraphie von Wang Zhi, Qi-Dynastie (479 – 502)

Einführung

Der Ausdruck 'Drei Schätze' in der Chinesischen Medizin steht für die Essenz (Jing), das Qi und die Geisteskraft (Shen). Das Shen ist wie die anderen Vitalsubstanzen eine Form von Qi und in der Tat die feinste und immateriellste Art des Qi. Eines der wichtigsten Charakteristika der Chinesischen Medizin ist die enge Verknüpfung von Körper und Shen, was in der integrativen Benennung von Essenz (Jing), Qi und Shen als die 'Drei Schätze' seinen stärksten Ausdruck findet.

Die Essenz ist der Ursprung und die biologische Basis des Shen. Im Kapitel Nr. 8 des Buches Achse aller Wunderwirkungen steht: „Leben wird generiert durch die Essenz. Wenn die beiden Essenzen [von Mutter und Vater] sich vereinen, bilden sie das Shen". Zhang Jie Bin sagt dazu: „Die beiden Essenzen, eine Yin, eine Yang, vereinen sich, um Leben zu bilden. Die Essenzen von Mutter und Vater vereinen sich, um das Shen zu bilden."

Daher geht das Shen eines neu empfangenen Wesens auf die vorgeburtlichen Essenzen seiner Mutter und seines Vaters zurück. Nach der Geburt wird die vorgeburtliche Essenz in den Nieren gespeichert und liefert die biologische Grundlage für das Shen. Leben und Shen eines neugeborenen Kindes sind jedoch auch auf die Ernährung durch die eigene nachgeburtliche Essenz angewiesen. Im Kapitel Nr. 30 des Buches Achse aller Wunderwirkungen heißt es: „Wenn der Magen und die Eingeweide aufeinander abgestimmt sind, dann ruhen die Fünf Yin Organe friedlich, das Blut befindet sich in Harmonie und die geistige Aktivität ist gefestigt. Das Shen entstammt der verfeinerten Essenz von Wasser und Speisen." Somit bezieht das Shen seine Grundlage und Ernährung aus der in den Nieren gespeicherten vorgeburtlichen Essenz und der von der Lunge, dem Magen und der Milz hervorgebrachten nachgeburtlichen Essenz. Daher gilt für die Drei Schätze:

- Shen = Herz
- Qi = Lunge – Magen – Milz
- Essenz = Nieren

Diese Drei Schätze stellen die drei verschiedenen Stadien der Kondensation von Qi dar, wobei die Essenz der dichteste, das Qi der dünnere und das Shen der feinste und immateriellste Zustand ist. Die Aktivität des Shen ist auf die Essenz und das Qi als seine Grundlage angewiesen. Daher gilt die Essenz als die „Grundlage des Körpers und die Wurzel des Shen". Wenn also die Essenz und das Qi stark und gedeihend sind, dann wird auch das Shen glücklich, ausgeglichen und wachsam sein. Sind die Essenz und das Qi aufgebraucht, so wird das Shen leiden und möglicherweise unglücklich, deprimiert, ängstlich-besorgt oder betrübt werden. Zhang Jie Bin sagt: „Wenn die Essenz stark ist, gedeiht das Qi; wenn das Qi gedeiht, so ist das Shen ganz."

Der Zustand des Shen beeinflusst jedoch auch das Qi und die Essenz. Wenn das Shen durch emotionalen Stress beeinträchtigt wird und in einen unglücklichen, deprimierten, ängstlich-besorgten oder instabilen Zustand gerät, so wird es sicherlich das Qi und/oder die Essenz beeinflussen.

Die hier vorgestellten Rezepturen zielen auf die Behandlung der Konstitution (i.e. Jing) sowie von Disharmonien des Qi und der Geisteskraft (Shen). Sie wurden entworfen, um eine Lücke in den bestehenden chinesischen Heilkräuterrezepten zu füllen. Einige der Verschreibungen sind Variationen klassischer Rezepturen, wohingegen andere völlig neue Formulierungen auf der Basis meiner eigenen klinischen Erfahrung darstellen. Obwohl die Rezepturen für verbreitete spezifische Erkrankungen, wie sie bei westlichen Patienten auftreten, entworfen wurden, so ist ihr therapeutischer Einsatzbereich nicht auf diese Störungen beschränkt, sondern erstreckt sich weiter auf alle Zustände, in denen sich das Zustandsmuster des Patienten mit dem von der Rezeptur angesprochenen Muster deckt. Jede Formulierung umfasst darüber hinaus häufig in der Praxis anzutreffende mental-emotionale Zustandsmuster. So zielt zum Beispiel die Rezeptur »Fülle das Qi auf und erleichtere die Muskeln« auf die Behandlung des chronischen Stadiums der myalgischen Enzephalomyelitis (postvirales Müdigkeitssyndrom), wenn die Störung sich in Qi-Leere und verbleibender Feuchtigkeit äußert. Die genannte Rezeptur kann jedoch ebenfalls benutzt werden, wann immer ein Patient Symptome der Qi-Leere und Feuchtigkeit zeigt und an depressiven Zuständen leidet.

Die Rezepturen sind in sieben Kategorien eingeteilt:

- Nähren
- Nähren und Klären
- Klären
- Den Geist beruhigen
- Verschreibungen für Frauen
- Die Oberfläche befreien
- Chemo-Adjuvans/Radiatio-Adjuvans

Zwei Rezepturen, welche die Nebenwirkungen der Chemotherapie und der Radiatio behandeln, bilden eine eigene Kategorie, da sie spezifisch für diesen Zweck formuliert wurden und keine anderen Indikationen besitzen.

Die drei hauptsächlichen Kategorien sind die folgenden:

Nähren, Nähren und Klären sowie Klären. Die Rezepturen wurden in diese drei Kategorien in der Absicht eingeteilt, die Bedeutung der Auswahl des korrekten Behandlungsprinzips in der Anwendung der Phytotherapie herauszustreichen. Aus dem Blickwinkel von Leere und Fülle bestehen drei mögliche Zustände: reine Leere, reine Fülle und eine Kombination von Fülle und Leere. In einem reinen Leere-Zustand muss man selbstverständlich auffüllen und kann eine Rezeptur aus der Nährenden Kategorie wählen. In einem reinen Fülle-Zustand muss man schädigende Einflüsse austreiben und kann daher eine Rezeptur aus der Klärenden Kategorie wählen. Die Mehrzahl der Fälle, denen wir in der Praxis begegnen, sind jedoch durch einen kombinierten Leere-Fülle-Zustand charakterisiert. In solchen Fällen haben wir drei Optionen: allein aufzufüllen, falls eine Leere vorherrscht; nur schädigende Einflüsse auszutreiben, falls die Fülle im Vordergrund steht; und gleichzeitig das Qi des Körpers aufzufüllen und schädigende Einflüsse auszutreiben, wenn Leere und Fülle mehr oder weniger ausgeglichen sind. Die Einteilung der Rezepturen in die drei Kategorien Nähren, Klären sowie Nähren und Klären spiegelt diese drei Behandlungsstrategien wider und soll dem Praktiker helfen, sich Klarheit über das Behandlungsziel zu verschaffen. Klarheit über das Behandlungsziel in der Phytotherapie kann auch die Akupunktur unterstützen. In der Tat ist die Kombination von Phytotherapeutika mit Akupunktur dann ausgenommen vorteilhaft, wenn wir uns über das Behandlungsprinzip im Klaren sind, insbesondere bei kombinierten Leere-Fülle-Zuständen. Wenn zum Beispiel ein Patient mit myalgischer Enzephalomyelitis (postvirales Müdigkeitssyndrom) vornehmlich an Feuchtigkeit-Hitze mit etwas Qi-Stagnation leidet, und wir uns dafür entscheiden, uns auf das Austreiben schädigender Einflüsse zu konzentrieren und daher »Erleichtere die Muskeln« zur Umwandlung von Feuchtigkeit-Hitze verschreiben, so können wir die Akupunktur zur Auffüllung des Qi anwenden, ohne auch noch damit Feuchtigkeit umwandeln zu müssen. Ein weiteres Beispiel könnte sich auf einen Zustand beziehen, der durch Nieren-Leere und Blut-Stase im Unteren Erwärmer charakterisiert ist, was häufig bei Frauen anzutreffen ist. In einem solchen Fall könnten wir die Akupunktur anwenden, um die Einflüsse der Nieren aufzufüllen, und die Phytotherapie, um das Blut zu beleben mit einem Rezept wie etwa »Rege das Zinnoberfeld an«. Ein anderes Beispiel könnte einen Patienten betreffen, der an Augenproblemen leidet, die auf eine Leber-Blut-Leere zurückgehen: in einem solchen Fall könnten wir »Erhelle das Augenlicht« einsetzen, um der Leere mit einem Nähren des Leber-Blutes zu begegnen und uns auf die Anwendung lokaler Augenpunkte in der Akupunktur konzentrieren.

Die Rezepturen nach den sieben Kategorien geordnet lauten:

Nähren

Behausung der Mitte (Central Mansion)
Erhelle das Augenlicht (Brighten the Eyes)
Jadequelle (Jade Spring)
Kräuterwächter für das Yang (Herbal Sentinel – Yang)
Kräuterwächter für das Yin (Herbal Sentinel – Yin)
Kräuterwächter für Kinder (Children's Herbal Sentinel)
Nähre die Wurzel (Nourish the Root)
Prächtige See (Glorious Sea)
Stärke die Wurzel (Strengthen the Root)

Nähren und Klären

Biege den Bambus (Bend Bamboo)
Brokat-Sehnen (Brocade Sinews)
Fülle das Qi auf und erleichtere die Muskeln (Tonify Qi and Ease the Muscles)
Jadeschirm (Jade Screen)
Kläre das Yang (Clear Yang)
Kläre die Wurzel (Clear the Root)
Nähre die Wurzel und kläre Wind (Nourish the Root and Clear Wind)
Stütze die Mitte (Soothe the Centre)
Ungestörte Passage (Smooth Passage)

Klären

Drainiere die Felder (Drain Fields)
Drainiere Feuer (Drain Fire)
Erleichtere die Muskeln (Ease the Muscles)
Friedlicher Sonnenuntergang (Peaceful Sunset)
Heiße die Düfte willkommen (Welcome Fragrance)
Kläre das Qi (Clear Qi)
Klarer Glanz (Clear Lustre)
Klare See (Limpid Sea)
Roter Aufruhr (Red Stirring)
Trenne Klares und Trübes (Separate Clear and Turbid)
Wandle dich in ein Lächeln (Break into a Smile)

Die Geisteskraft beruhigen

Befreie von Beklemmung (Release Constraint)
Befriede die Geisteskraft (Calm the Spirit)
Kläre die Seele (Clear the Soul)
Öffne das Herz (Open the Heart)
Verwurzele die Geisteskraft (Root the Spirit)

Verschreibungen für Frauen

Erleichtere dem Yang die Reise (Ease the Journey – Yang)
Erleichtere dem Yin die Reise (Ease the Journey – Yin)
Erlöse den Mond (Freeing the Moon)
Rege das Zinnoberfeld an (Stir Field of Elixir)

Die Oberfläche befreien

Treibe Wind-Hitze aus (Expel Wind-Heat)
Treibe Wind-Kälte aus (Expel Wind-Cold)

Chemo-Adjuvans/Radiatio-Adjuvans
Chemo-Adjuvans (Chemo-Support)
Radiatio-Adjuvans (Radio-Support)

Innerhalb jeder Kategorie spricht jede Rezeptur die Disharmonie eines spezifischen Organ-Funktionskreises an. Im Gegensatz zu klassischen Verschreibungen, die von Natur aus zu einem allgemeinen Gattungscharakter tendieren, bezieht sich jede der hier vorgestellten Rezepturen (mit der Ausnahme zweier Rezepte zur Behandlung der Nebenwirkungen der Chemotherapie und Radiatio) auf einen spezifischen und klinisch häufigen Zustand innerhalb des Bereichs eines Organ-Funktionskreises. Zum Beispiel findet sich hier keine allgemeine Verschreibung für die Gattung der Qi- und Blut-nährenden Rezepturen (etwa die Arzneikugel der Acht Kostbarkeiten). Dafür werden spezifische Rezepturen genannt, welche entweder über einen nährenden Einfluss oder eine Kombination von nährenden und eliminierenden Einflüssen bei bestimmten klinischen Situationen zum Beispiel auf das Leber-Blut einwirken. Hierzu gehören: bei Leber-Blut-Leere, welche zu Kopfschmerzen vom Typ des aufsteigenden Leber-Yang führt (Biege den Bambus); bei Leber-Blut-Leere mit mangelnder Ernährung der Augen (Erhelle das Augenlicht); bei Leber-Blut-Leere mit mangelnder Ernährung der Sehnen (Brokat-Sehnen); bei Leber-Blut-Leere verbunden mit Leber-Qi-Stagnation (Erlöse den Mond), Leber-Blut-Leere bei chronischen Hauterkrankungen (Prächtige See und Klarer Glanz); bei Leber-Blut-Leere, die zu Schlaflosigkeit führt (Verwurzele die Geisteskraft); und schließlich eine Rezeptur für Leber-Blut-Leere aufgrund von Radiotherapie.

Aus diesem Grund ist der Prozess der klinischen Anwendung für solche Zustands-spezifischen Rezepturen verschieden von dem Vorgehen bei den klassischen, generischen auffüllenden Verschreibungen. Es obliegt dem Anwender, eine grundsätzliche Unterscheidung zu treffen zwischen der Notwendigkeit, allein aufzufüllen, der Notwendigkeit, nur zu klären, oder der Notwendigkeit, gleichzeitig aufzufüllen und zu klären. Wir können die unterschiedlichen diagnostischen Vorgehensweisen, welche zur Auswahl einer Verschreibung führen, (in diesem Beispiel die Leber-Blut-Leere) anhand der Abbildungen 1 und 2 erläutern.

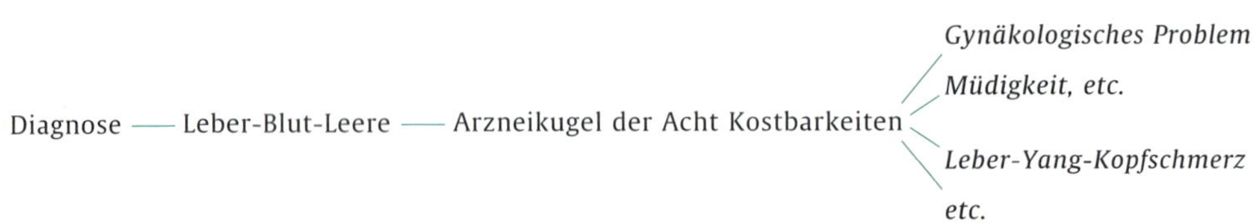

Abb. **1** Auswahlprozess für eine generische auffüllende Verschreibung (Leber-Blut-Leere)

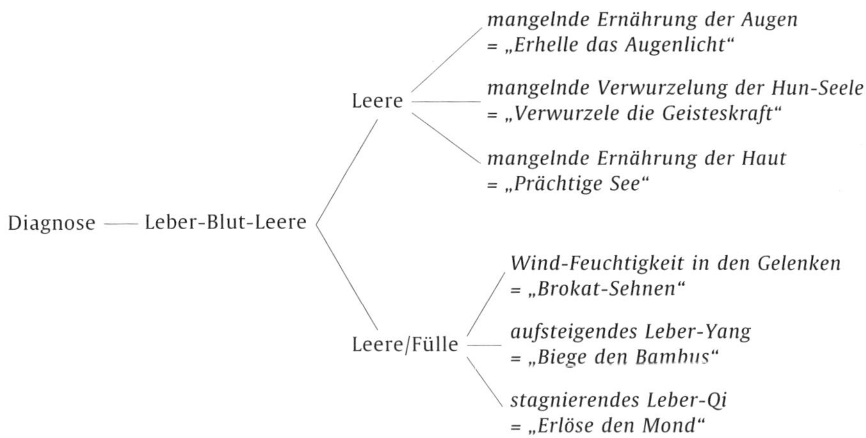

Abb. **2** Auswahlprozess für zustandsspezifische Verschreibungen

In gleicher Weise habe ich auch keine klassische generische Verschreibung zum Auffüllen des Milz-Qi (etwa die Arzneikugel der Sechs Edelleute) eingeschlossen, da eine Milz-Qi-Leere selten alleine bei chronischen Zuständen auftritt. Meist ist diese Störung begleitet von Feuchtigkeit, Feuchtigkeit-Hitze oder Qi-Stagnation. Als ein weiteres Beispiel können die zwei unten aufgeführten Abbildungen den Unterschied zwischen einer generischen Formulierung zur Auffüllung des Milz-Qi und verschiedenen Zustands-spezifischen Rezepturen zur Auffüllung des Milz-Qi illustrieren (Abbildung 3 und 4).

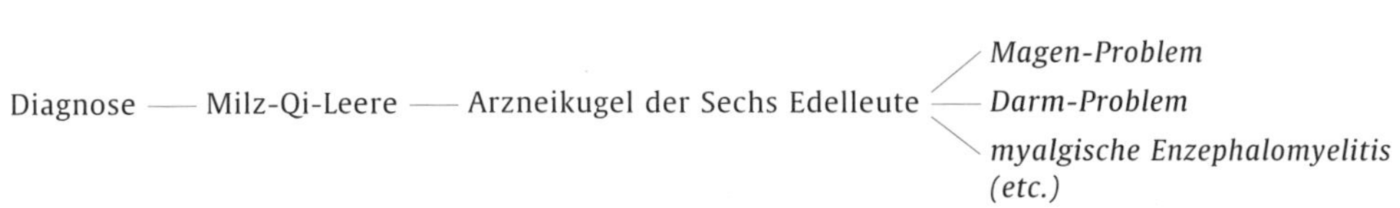

Abb. **3** Auswahlprozess für eine generische auffüllende Verschreibung (Milz-Qi-Leere)

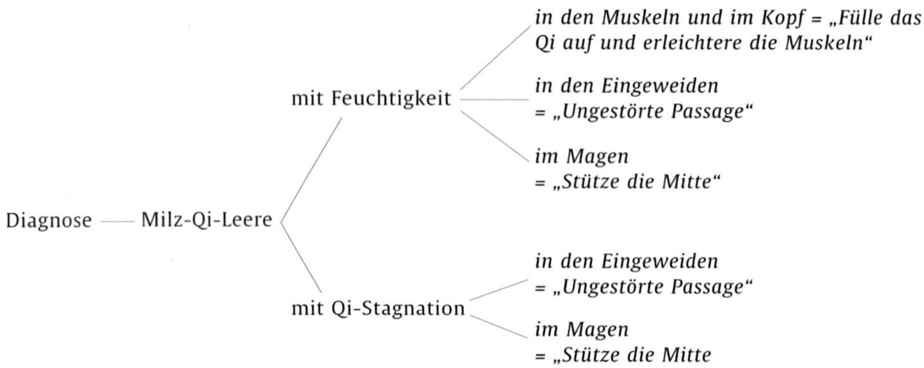

Abb. **4** Auswahlprozess für zustandsspezifische Verschreibungen

Erläuterung der Rezepturen

Im folgenden wird ein kurzer Überblick über jede Rezeptur gegeben. Um detailliertere Informationen zu den Rezepturen und ihrer klinischen Anwendung zu erhalten, lesen Sie bitte die Produktinformation.

Obwohl jede Rezeptur auf relativ spezifische klinische Situationen ausgerichtet ist (etwa Fülle das Qi auf und erleichtere die Muskeln für das postvirale chronische Müdigkeitssyndrome mit Feuchtigkeit in den Muskeln und Qi-Leere), muss das Indikationsspektrum nicht auf diese Situationen beschränkt bleiben. In der Tat kann jede Rezeptur bei einer sehr großen Bandbreite von Zuständen angewandt werden, sofern sie zu dem vorliegenden Zustandsmuster passt. Darüber hinaus wird ein mental-emotionales Zustandsmuster für jede Rezeptur genannt, um die Wirkung des Rezepts auf den emotional-mentalgeistigen Bereich zu beschreiben. Sofern die Diagnose des vorherrschenden Zustandsmusters oder der Muster stimmt, ergibt sich kein Widerspruch zwischen der Behandlung spezifischer klinischer Zustände und der Behandlung des ganzen Menschen. So kann zum Beispiel die Rezeptur »Heiße die Düfte willkommen«, welche für die chronische Sinusitis entworfen wurde, auch zum Öffnen der Körperlöcher der Geisteskraft benutzt werden und dem Patienten dazu verhelfen, Probleme besser zu erkennen und zur Klarheit der Gedanken zu gelangen.

Um die Diagnose und korrekte Auswahl der Verschreibung zu erleichtern, finden sich vierzehn Farbtafeln mit typischen Zungenbildern am Ende des Buches. Es sollte hierbei betont werden, dass diese Photographien nur die typischsten Zustände von Zungen in Bezug auf die jeweilige Rezeptur zeigen, dies jedoch keinesfalls die einzigen möglichen Zustände sind. Mit anderen Worten, falls die Zunge eines Patienten nicht exakt der Photographie in diesem Buch gleicht, so bedeutet dies nicht notwendigerweise, dass die jeweilige Verschreibung nicht bei diesem Patienten angewandt werden kann.

Im Folgenden wird eine Erläuterung einer jeden Rezeptur nach den Kategorien gegeben.

Nährend

Die nährenden Rezepturen füllen die Vitalsubstanzen Qi, Blut, Yang oder Yin auf und stärken die Widerstandskraft Krankheiten gegenüber. In dieser Gruppe finden sich neun Rezepturen, vier sind Variationen klassischer Verschreibungen (zwei zum Auffüllen der Einflüsse der Nieren, eine für Magen-Yin-Leere und eine für Milz-Qi-Leere), die anderen sind neue Formulierungen.

Nähre die Wurzel ist eine Variation der Verschreibung „Arzneikugel zur Wiederherstellung der linken [Niere]" (Zuo Gui Wan) zur Nährung des Nieren-Yin. Diese Zubereitung wurde als die hauptsächliche Rezeptur zur Nährung des Nieren-Yin ausgewählt, da die klinische Erfahrung zeigt, dass sie sich besser für westliche Patienten eignet als die berühmte „Liu Wei Di Huang Wan" (Arzneikugel mit sechs Spezies und Rehmannia).

Stärke die Wurzel ist eine Variation der Verschreibung „Arzneikugel zur Wiederherstellung der rechten [Niere]" (You Gui Wan) zur Auffüllung des Nieren-Yang. Diese Zubereitung wurde der „Arzneikugel für das Nieren-Qi aus dem goldenen Bücherschein“ vorgezogen, da sie einen breiteren therapeutischen Einsatzbereich bietet.

Die beiden Kräuterwächter-Rezepturen wurden zur Tonisierung der Vitalkraft sowie zur Stärkung des Immunsystems und Anhebung der Widerstandskraft gegen Erkrankungen entworfen. Eines dieser Kräuterwächter-Rezepte füllt das Yang auf, das andere nährt das Yin. Sie wurden jeweils für Menschen mit einer Yin-Konstitution bzw. einer Yang-Konstitution entworfen.

Der Kräuterwächter für Kinder erfüllt die gleichen Funktionen wie die oben genannten Rezepturen, wurde jedoch an die besonderen physiologischen und pathologischen Gegebenheiten bei Kindern spezifisch angepasst.

Die Rezeptur Erhelle das Augenlicht bezieht sich auf eine große Spannweite von Augenproblemen, die auf eine Leber-Blut- und Nieren-Leere zurückgehen. Chronische Augenprobleme in der Praxis haben gewöhnlich ihre Wurzel in genau diesem Zustandsmuster. Wenn das passende Zustandsmuster zu Grunde liegt, kann die Rezeptur auch bei anderen kopfbezogenen Symptomen wie Schwindelgefühl oder Kopfschmerzen angewandt werden.

Das Mittel Prächtige See befeuchtet und verbessert den Glanz und die Struktur der Haut bei denen, die an einer Leber-Blut- und Nieren-Leere leiden. Wiederum ist dies der häufigste pathologische Hintergrund von chronischen Hauterkrankungen. Trotzdem kann das Rezept auch bei Abwesenheit von aktuellen Hauterkrankungen zur Verbesserung der Beschaffenheit der Haut benutzt werden. Während es einerseits die natürlichen Flüssigkeiten in der Haut vermehrt, so entfernt es andererseits auch überflüssigen Schleim aus der Haut.

Die Rezeptur Jadequelle nährt das Magen-, Milz- und Lungen-Yin und ist eine Variation des „Dekokts von Glehnia und Ophiopogon“ (Sha Shen Mai Dong Tang). Der Zustand einer Magen-Yin-Leere ist recht häufig in der westlichen klinischen Praxis anzutreffen und wird durch unregelmäßige Nahrungszufuhr über viele Jahre hervorgerufen. Vor allem entsteht er durch Mahlzeiten am späten Abend, eiliges oder hastiges Essen, Geschäftsbesprechungen während des Essens, Überspringen von Mahlzeiten, direkte Fortsetzung der Arbeit nach dem Essen, usw.. Die Zunge zeigt diesen Zustand sehr deutlich durch Trockenheit, fehlenden Belag oder Belag ohne Wurzel in der Mitte, sowie in einer Mittelfurche oder verstreuten Magenfurchen.

Die Rezeptur Behausung der Mitte ist eine Variation der wichtigen klassischen Qi-auffüllenden Verschreibung Shen Ling Bai Zhu San Pulver von Ginseng, Poria und Atractylodes (Ginseng Atractylodes Rezept). Es ist von besonderer Wichtigkeit für die Auffüllung des Qi in solchen Fällen, in denen der Patient an einer Durchfallneigung oder einer Diarrhö leidet. Hierbei ist es sicherlich der Verschreibung Liu Jun Zi Tang Dekokt der Sechs Edelleute vorzuziehen. Der klinische Anwendungsbereich dieses Rezepts ist ebenfalls weiter als der von Liu Jun Zi Tang Dekokt der Sechs Edelleute: eine wichtige Anwendung von Behausung der Mitte ist der Altersdiabetes.

Nährend und klärend

Die Rezepturen der Kategorie Nährend und klärend wurden für die am häufigsten in der klinischen Praxis anzutreffenden Zustände entworfen. Die überwältigende Mehrheit von Fällen zeigt einen komplexen Zustand, wobei das Qi des Körpers sich in Leere befindet und ein schädigender Einfluss die normalen Funktionen des Qi und des Blutes sowie den Fluss des Qi in den Leitbahnen obstruiert.

In einem frühen Stadium ist der Zustand des Patienten üblicherweise charakterisiert durch die Fülle eines schädigenden Einflusses. Wird dieser Faktor nicht ausgetrieben, so wird er die richtige Bewegung und die Transformation des Qi behindern und möglicherweise zu einer Leere führen. Wenn der schädigende Einfluss weiterhin zurückgehalten wird, so ist der Zustand gekennzeichnet durch sowohl Fülle (des schädigenden Einflusses) als auch Leere (des Qi des Körpers). Dies stößt oft einen Circulus vitiosus an, wobei der schädigende Einfluss fortfährt, die Bewegung und Transformation des Qi zu obstruieren, und so zu einer Leere des Körper-Qi führt, während dies andererseits zur Akkumulation des schädigenden Einflusses beiträgt. So kann zum Beispiel Feuchtigkeit die Milz obstruieren, was eine Milz-Qi-Leere induziert, welche dann zur Bildung von noch mehr Feuchtigkeit führt.

Wie sollen wir uns entscheiden, wann eine alleinige Auffüllung/Nährung und wann eine gleichzeitige Nährung und Klärung angezeigt ist? Abgesehen von den Symptomen sind der Puls und die Zunge wichtige Anzeiger hinsichtlich der Frage, wann man auffüllen und wann man gleichzeitig nähren und klären soll. Wenn der Puls überwiegend leer ist (also schwach, leer, fein, rauh oder verschwindend) und die Zunge keinen dicken Belag besitzt (oder überhaupt keinen Belag besitzt), dann ist es wahrscheinlich ratsam, aufzufüllen. Wenn der Puls vom vollen Typ (also voll, saitenförmig, schlüpfrig, überfließend, gespannt) und die Zunge geschwollen ist und einen dicken Belag aufweist, dann ist es wahrscheinlich ratsam, schädigende Einflüsse zu klären. Ist der Puls vom leeren Typ (z.B. fein) und weist aber auch eine Qualität auf, die auf die Anwesenheit eines schädigenden Einflusses deutet (z.B. schlüpfrig), dann ist es wahrscheinlich ratsam, gleichzeitig das Qi des Körpers zu nähren und zu klären. Genauso wenn die Zunge eine Leere anzeigt (z.B. blass erscheint), aber geschwollen ist und einen dicken Belag aufweist, so ist das Auffüllen und das Klären zur gleichen Zeit anzustreben.

Aus dem Blickwinkel der westlichen Medizin sind viele dieser Rezepturen auf komplexe Fülle/Leere-Muster gerichtet, welche bei Zuständen wie der myalgischen Enzephalomyelitis (chronisches Müdigkeits- und Immun-Dysfunktions-Syndrom), der chronischen Arthritis und der Migräne auftreten.

Ungestörte Passage ist eine neue Rezeptur, welche auf die Behandlung des so genannten Colon-irritabile-Syndroms ausgerichtet ist, sofern eine Disharmonie von Milz und Leber zugrunde liegt. Das hauptsächliche therapeutische Ziel ist, Qi aufzufüllen und zu bewegen und Feuchtigkeit in den Eingeweiden umzuwandeln.

Jadeschirm ist eine neue Rezeptur, die spezifisch zur Behandlung der Anzeichen einer allergischen Rhinitis und sekundären Sinusitis entwickelt wurde. Dieses Problem verbreitet sich zunehmend, zum Teil aufgrund einer anwachsenden genetischen Disposition für Allergien, zum Teil verursacht durch die starke Luftverschmutzung in den Städten. Obwohl diese Rezeptur das klassische „Jadewindschirm-Pulver“ beinhaltet (Huang Qi Radix Astragali, Bai Zhu Rhizoma Atractylodes Macrocephalae und Fang Feng Radix Ledebouriellae), so liegt die Betonung hier nicht auf dem Auffüllen, sondern auf der Austreibung von Wind und der Wiederherstellung der Verteilung des Lungen-Qi, um das Niesen und den nasalen Ausfluss zu stoppen. Neben den Kräutern, die den Wind austreiben und auf die Nase zielen, wurden drei Kräuter aufgrund ihres antiallergischen Effekts aufgenommen: Dan Shen Radix Salviae Miltiorrhizae, Wu Wei Zi Fructus Schisandrae und Wu Mei Fructus Mume.

Fülle das Qi auf und erleichtere die Muskeln ist eine Variation der überlieferten Rezeptur „Dekokt zur Auffüllung der Mitte und Mehrung des Qi" (Bu Zhong Yi Qi Tang). Die Originalrezeptur behandelt speziell langwierige subfebrile Zustände, welche auf Qi-Leere als ein Resultat einer chronischen Erkrankung zurückgehen. Diese Rezeptur wurde vornehmlich abgewandelt, um gleichzeitig die häufig hinzukommende Anwesenheit von Feuchtigkeit anzusprechen.

Stütze die Mitte ist eine Variation des „Dekokts von Saussurea-Amomum und Sechs Edelleuten" (Xiang Sha Liu Jun Zi Tang). Stütze die Mitte zielt auf einen der häufigsten klinischen Zustände, nämlich Milz- und Magen-Qi-Leere, etwas Magen-Yin-Leere, verbleibende Feuchtigkeit im Mittleren Erwärmer und etwas Qi-Stagnation. Huang Qi Radix Astragali wurde hinzugefügt, um den Qi-auffüllenden Effekt zu verstärken. Shan Yao Rhizoma Dioscoreae, Bian Dou Semen Dolichoris Album und Tai Zi Shen Radix Pseudostellariae wurden hinzugefügt, um das Magen-Yin zu nähren. Huo Xiang Herba Astagachis, Hou Po Cortex Magnoliae Officinalis und Zi Su Ye Folium Perillae wurden hinzugefügt, um Feuchtigkeit auf ätherischem Wege umzuwandeln und um das Magen-Qi zu harmonisieren. Zhi Ke Fructus Aurantii wurde eingeschlossen, um das Qi zu bewegen, und Shen Qu Massa Fermentata Medicinalis, um die Verdauung zu fördern. Der hauptsächliche Unterschied zwischen Ungestörte Passage und Stütze die Mitte besteht darin, dass die erstere Rezeptur auf eine Harmonisierung von Leber und Milz sowie die Behandlung der Eingeweide (daher Verstopfung und Durchfall) zielt, während die letztere mehr auf die Behandlung des Mittleren Erwärmers und von Verdauungsproblemen des Magens und der Milz mit etwas Feuchtigkeit und etwas Qi-Stagnation zielt.

Brokat-Sehnen ist eine völlig neue Rezeptur, welche auf das Austreiben von Wind-Feuchtigkeit aus den Gelenken und auf die Nährung der Leber zielt. Dies stimmt mit einem sehr häufigen Befund in der Praxis überein, wenn nämlich chronische rheumatische Schmerzen durch Wind und Feuchtigkeit in den Gelenken auf dem Hintergrund von Leber-Blut- oder Leber-Yin-Leere verursacht werden. Dies ist besonders häufig bei Frauen anzutreffen. Diese neue Formulierung wurde als notwendig erachtet, da die meisten bestehenden Fertigarzneimittel für chronische rheumatische Schmerzen sehr stark erwärmend sind. Da sehr viele Patienten (insbesondere Frauen) mit diesen chronischen rheumatischen Problemen an einer Leber-Blut- oder Leber-Yin-Leere mit mangelnder Ernährung der Sehnen leiden, sind warme oder heiße Kräuter kontraindiziert.

Biege den Bambus ist eine weitere neue Rezeptur, die geschaffen wurde, um das Leber-Blut zu nähren und gleichzeitig das aufsteigende Leber-Yang abzusenken. Der Zustand der Leber-Blut-Leere, welche zu einem aufsteigenden Leber-Yang führt (mit daraus resultierenden Kopfschmerzen, Migränen, Schwindelgefühlen, etc.), ist extrem häufig in der Praxis (insbesondere bei Frauen), aber es existieren noch keine dagegen gerichteten Fertigarzneimittel.

Nähre die Wurzel und kläre Wind ist eine andere neue Rezeptur, die geschaffen wurde, um die häufige klinische Situation der chronischen Retention von Wind und Feuchtigkeit in den Gelenken auf dem Hintergrund einer Nieren-Yin-Leere zu begegnen. Das in dieser Rezeptur verwirklichte Prinzip ist das gleiche wie bei Brokat-Sehnen, abgesehen von dem Umstand, dass sich dieses Rezept an eine eindeutige Nieren-Yin-Leere richtet, statt an eine Leber-Blut- oder Leber-Yin-Leere. Diese Rezeptur ist besonders geeignet für chronische rheumatische Beschwerden bei älteren Patienten.

Kläre die Wurzel ist eine neue Rezeptur, welche auf chronische Prostatabeschwerden wie bei Prostatitis und Prostataadenom zielt. Das therapeutische Ziel wird erreicht durch die Auffüllung des Qi, das Nähren der Nieren, das Drainieren der Feuchtigkeit, das Bewegen des Blutes, das Erweichen von Verhärtungen, die Trennung von Trübem und Klarem sowie der Auflösung von Feuer-Gift.

Die Rezeptur Kläre das Yang ist eine Variation der klassischen Verschreibung Ban Xia Bai Zhu Tian Ma Tang Dekokt von Pinellia, Atractylodes und Gastrodia, welche Leber-Wind auslöscht, das Leber-Yang absenkt und Schleim umwandelt. Vor allem ist das Rezept spezifisch geeignet für Wind-Schleim und für Kopfschmerzen aufgrund von aufsteigendem Leber-Yang mit Schleim. Dieses Zustandsmuster ist häufig bei Kopfschmerzpatienten über 40. Die Verschreibung wurde modifiziert mit der Zugabe von Nieren-Yang- und Blut auffüllenden Spezies, um das Leber-Blut zu nähren und die Leber zu besänftigen.

Klärend

Die klärenden Rezepturen werden angewandt, wenn der Zustand des Patienten vornehmlich durch die Anwesenheit eines schädigenden Einflusses geprägt ist. Auch wenn eine gewisse Leere vorhanden sein mag, so werden wir doch manchmal unsere Aufmerksamkeit auf das Klären schädigender Einflüsse lenken, bevor wir das Qi des Körpers auffüllen. In der Phytotherapie (im Gegensatz zur Akupunktur) ist dies besonders häufig anzustreben.

Wandle dich in ein Lächeln ist eine Variation einer alten Verschreibung, „Dekokt mit Bupleurum zur Entspannung der Leber“ (Chai Hu Shu Gan Tang), welches das Leber-Qi bewegt und die Stagnation beseitigt. Die Verschreibung wurde modifiziert durch das Hinzufügen von Dan Shen Radix Salviae Miltiorrhizae, um Blut zu bewegen und die Geisteskraft zu beruhigen. Tai Zi Shen Radix Pseudostellariae wurde hinzugefügt, um entweder das Magen-Yin aufzufüllen, welches oft in Leere ist, wenn das Leber-Qi stagniert, oder um das Magen-Yin vor der Wirkung der warmen und scharfen Kräuter zu schützen, welche das Leber-Qi bewegen. Suan Zao Ren Semen Ziziphi Spinosae wurde hinzugefügt, um die Äther-seele zu beruhigen, da emotionale Spannung oft die Wurzel dieses Zustandsmusters bildet. Yuan Hu Rhizoma Corydalis wurde hinzugefügt, um die analgetische Wirkung dieser Rezeptur zu erhöhen, und Fu Ling Poria, um Feuchtigkeit zu beseitigen.

Roter Aufruhr ist eine Variation der überlieferten Verschreibung „Dekokt zur Beseitigung von Stasen in der Residenz des Blutes“ (Xue Fu Zhu Yu Tang), welche das Blut bewegt und Stasen in der Brust beseitigt. Dan Shen Radix Salviae Miltiorrhizae und Yuan Zhi Radix Polygalae wurden hinzugefügt, um die bewegende Wirkung zu verstärken und die Geisteskraft zu beruhigen, da wiederum emotionaler Stress gewöhnlich die Ursache dieses Zustandsmusters bildet.

Erleichtere die Muskeln ist eine gut erprobte Variation des „Coptis-Magnolia-Trunks“ (Lian Po Yin). Diese Rezeptur hat sich als außerordentlich effektiv in der Beseitigung von Feuchtigkeit-Hitze erwiesen, welche Störungen im Sinne des postviralen Syndroms verursacht. Es kann in allen Fällen angewandt werden, in denen der Zustand vornehmlich von Feuchtigkeit-Hitze-Retention gekennzeichnet ist. Die von den Patienten mit einem postviralen Syndrom verspürte Müdigkeit und Erschöpfung sollte uns nicht automatisch zu einer Auffüllung verleiten. Wenn die Zunge einen dicken, klebrig-fetten, gelben Belag aufweist, der Puls überwiegend schlüpfrig und voll ist und die Symptome auf eine ausgesprochene Feuchtigkeit-Hitze-Retention hinweisen (was sich hauptsächlich in einem ausgeprägten Muskelschmerz äußert), dann kann man ruhig Feuchtigkeit-Hitze beseitigen, bevor man das Qi des Körpers auffüllt. Die Rezeptur Erleichtere die Muskeln eignet sich ideal für diesen Zweck, da sie auf die Umwandlung von Feuchtigkeit und die Klärung von Hitze aus den Muskeln (Muskelschmerz mit Schweregefühl), aus dem Kopfbereich (des Gehirns und behindertes Denken) sowie aus Magen und Milz (epigastrisches Völlegefühl, Übelkeit, Durst, klebrig-bitterer Geschmack, schlechter Appetit) zielt. Huang Qi Radix Astragali, und Bai Zhu Rhizoma Atractylodes Macrocephalae wurden hinzugefügt, um eine gewisse Auffüllung in den Prozess der Elimination mit einzubringen, weil bei chronischen Zuständen immer etwas Leere in der Fülle ruht. Sha Ren Fructus Amomi und Huo Xiang Herba Agastachis sind zwei ätherische Kräuter, welche Feuchtigkeit in den Muskeln umwandeln, und daher gegen die Muskelschmerzen, die Ermüdung und das Schweregefühl gerichtet sind. Yi Yi Ren Semen Coicis und Fu Ling Poria drainieren die Feuchtigkeit via Urination und wurden hinzugefügt, um die allgemeine Feuchtigkeit-umwandelnde Wirkung der Rezeptur zu verstärken.

Drainiere die Felder ist eine Variation des „Agastache-Magnolia-Pinellia-Poria-Dekokts" (Huo Po Xia Ling Tang), welche in der gleichen Art angewandt wird, wie die frühere Verschreibung. Die neue Rezeptur ist jedoch vorzuziehen, wenn Feuchtigkeit ohne Hitze vorliegt. Huang Qi Radix Astragali und Bai Zhu Rhizoma Atractylodes Macrocephalae wurden hinzugefügt, um das Qi aufzufüllen. Sha Ren Fructus Amomi und Pei Lan Herba Eupatori sind zwei ätherische Kräuter, welche Feuchtigkeit in den Muskeln umwandeln. Lu Gen Rhizoma Phragmitis wurde hinzugefügt, um Hitze zu klären.

Trenne Klares und Trübes ist eine Variation des „Trunks von Dioscorea zur Abtrennung des Klaren" (Bi Xie Fen Qing Yin). Chronische „Cystitis" ist eine sehr häufige Erscheinung bei Frauen. In sehr vielen Fällen sind häufige und dranghafte Miktion sowie Unwohlsein meist nach der Miktion die Hauptsymptome. Oft besteht kein ausgesprochenes Brennen bei der Miktion und die Urinkultur zeigt keinerlei bakterielle Infektion. In den meisten Fällen sind die Miktionsstörungen auf eine Milz-Qi-Leere und/oder eine Nieren-Qi-Leere mit nach unten einsinkendem Milz-Qi, was eine Cystitis nachahmt, obwohl keine echte Cystitis besteht, zurückzuführen. Diese Rezeptur ist eine gut überprüfte Variation von Bi Xie Fen Qing Yin, welche für diese Situation entworfen wurde. Fu Ling Poria wurde hinzugefügt, um Feuchtigkeit umzuwandeln, welche fast immer bei Milz-Leere zugegen ist. Gan Cao Radix Glycyrrhizae und Bai Shao Radix Paeoniae Alba wurden hinzugefügt, um Schmerzen und Unwohlsein zu stillen, sowie „den Drang zu mildern", in diesem Fall also die Miktionsfrequenz zu verringern. Huang Qi Radix Astragali und Ba Ji Radix Morindae Officinalis wurden hinzugefügt, um das Milz-Qi bzw. das Nieren-Qi aufzufüllen und anzuheben. Che Qian Zi Semen Plantaginis und Qu Mai Herba Dianthi wurden hinzugefügt, um jede möglicherweise vorhandene Hitze zu klären und um das Unwohlsein bei der Miktion zu lindern.

Heiße die Düfte willkommen ist eine neue Rezeptur, welche auf die Behandlung der chronischen Sinusitis zielt, einem sehr häufigen Problem bei westlichen Patienten. Die Rezeptur wandelt Feuchtigkeit-Hitze und Feuer-Gift um, vertreibt Wind aus der Nase und den Nebenhöhlen und füllt auch das Qi auf (mit Huang Qi Radix Astragali und Bai Zhu Rhizoma Atractylodes Macrocephalae).

Klarer Glanz ist eine andere neue Rezeptur, welche auf die Behandlung einer Fülle von Hautproblemen zugeschnitten ist. Sie kühlt das Blut, wandelt Feuchtigkeit um, vertreibt Wind und klärt Hitze in der Haut. Die Kombination dieser Funktionen führt dazu, dass sich die Rezeptur für so verschiedene Hautprobleme wie Ekzeme, Dermatitis, Rosacea und Akne eignet.

Friedlicher Sonnenuntergang ist eine neue Rezeptur, welche darauf zielt, Leber-Feuer zu klären, das Blut zu kühlen und zu beleben, den Wind auszulöschen und Schleim-Feuer umzuwandeln. Sie ist spezifisch geeignet für ältere Menschen mit Symptomen von Leber-Feuer, Blut-Hitze und -Stase, innerem Wind sowie Schleim. Diese Kombination von Faktoren findet sich häufiger bei älteren Menschen, da eine pathologische Wechselwirkung zwischen Schleim und Blut-Stase besteht. Zudem ist Schleim-Feuer bei älteren Menschen häufig mit Leber-Feuer und Leber-Wind vergesellschaftet, wobei aufsteigendes Feuer und aufsteigender Wind den Schleim mit sich tragen. Die Zungen- und Pulsbilder dieses Zustands sind sehr typisch: eine geschwollene, rot-purpurne Zunge mit einem trockenen, zähen gelben Belag und ein voller, schlüpfriger und saitenförmiger Puls.

Klare See ist eine Variation der klassischen Verschreibung Er Chen Tang Dekokt der zwei Altbewährten, welches eine typische Rezeptur für die verschiedensten auf Schleim zurückgehenden Probleme darstellt. Die Originalrezeptur eignet sich für Feuchtigkeit-Schleim, aber die hier vorgestellte Abwandlung beinhaltet Modifikationen zur Erweiterung des klinischen Spektrums auf Hitze- oder Kälte-Schleim. Feuchtigkeit-Schleim ist gekennzeichnet durch das Abhusten von profusem, zähem und weißem Sputum, Kälte-Schleim durch weißes und wäßriges Sputum und Hitze-Schleim durch zähes, gelbes Sputum.

Drainiere Feuer ist eine Variation der klassischen Rezeptur Long Dan Xie Gan Tang Dekokt von Gentiana zum Drainieren der Leber, welche Leber-Feuer ausleitet und Feuchtigkeit-Hitze im Oberen und Unteren Erwärmer umwandelt. Die Rezeptur wurde modifiziert, um sowohl Herz-Feuer auszuleiten, als auch die Geisteskraft zu beruhigen und die Ätherseele zu befrieden.

Kläre das Qi ist eine Variation der Rezeptur Su Zi Jiang Qi Tang Dekokt von Perilla-Samen zur Absenkung des Qi, welche das Absteigen des Lungen-Qi wiederherstellt, um Husten und Asthma zu lindern. Die Rezeptur wurde durch das Einfügen antiallergischer Kräuter zum Einsatz bei allergischem Asthma und durch das Einfügen von Nieren-auffüllenden Kräutern zur Stimulation der Qi-Aufnahme durch die Nieren modifiziert. Obwohl das Rezept Nieren-auffüllende Spezies enthält, besteht seine Hauptfunktion im Wiederherstellen des Sichabsenkens des Lungen-Qi. Es zielt grundsätzlich auf die Behandlung allergischen Asthmas bei Kindern und jungen Erwachsenen.

Die Geisteskraft beruhigend

Befreie von Beklemmung ist eine weitere gut überprüfte Variation der klassischen Verschreibung „Arzneikugel von Ligusticum und Gardenia“ (Yue Ju Wan). Befreie von Beklemmung ist extrem effektiv bei emotionalem Stress und Depression aufgrund von Leber-Qi-Stagnation insbesondere bei Männern. Das Rezept unterscheidet sich von dem berühmteren „Pulver der Ungezwungenheit“ (Xiao Yao San; s. a. Erlöse den Mond, weiter unten) insofern, als es sich für die Fälle eignet, in denen die Leber-Qi-Stagnation vorherrschend und der Zustand im Wesentlichen eine Fülle ist. Umgekehrt ist Xiao Yao San in einem Zustand gemischter Leere und Fülle indiziert, bei Leber-Blut- und Milz-Qi-Leere sowie Leber-Qi-Stagnation. Puls und Zunge bieten gute Unterscheidungskriterien zwischen diesen beiden Rezepturen: wenn der Puls saitenförmig und die Zunge rot ist, ist Befreie von Beklemmung indiziert; wenn der Puls rauh oder insgesamt fein und teilweise saitenförmig und die Zunge an den Seiten blass ist, ist Erlöse den Mond indiziert. He Huan Pi Cortex Albizziae wurde hinzugefügt, um die Leber zu entspannen sowie die Geisteskraft und die Ätherseele zu beruhigen. Shi Chang Pu Rhizoma Acori Tatarinowii wurde hinzugefügt, um die Körperlöcher der Geisteskraft zu öffnen.

Kläre die Seele ist eine Variation des „Dekokts zur Erwärmung der Gallenblase" (Wen Dan Tang). Diese Rezeptur zielt auf die Behandlung emotionaler Spannungen auf dem Hintergrund der Obstruktion der Brust und somit von Lunge und Herz durch Schleim. Die Schlüsselmerkmale zur Indikationsstellung bei dieser Rezeptur, die sich als klinisch sehr effektiv erwiesen hat, sind emotionale Spannungen aufgrund von Kummer, Gram oder Traurigkeit, die Lunge und Herz beeinträchtigen, ein Gefühl der Bedrückung in der Brust hervorrufen und mit einer geschwollenen Zunge mit einer Magenfurche in der Mitte sowie einem dicken, klebrig-fetten, gelben Belag und einem schlüpfrigen Puls in der mittleren Position einhergehen. He Huan Pi Cortex Albizziae, Yu Jin Radix Curcumae, Yuan Zhi Radix Polygalae, Shi Chang Pu Rhizoma Acori Tatarinowii, Bai Zi Ren Semen Biotae und Dan Shen Radix Salviae Miltiorrhizae wurden hinzugefügt, um die Leber zu besänftigen, die Körperlöcher der Geisteskraft zu öffnen, die Geisteskraft und die Ätherseele zu beruhigen sowie Niedergeschlagenheit anzuheben.

Öffne das Herz ist eine gut überprüfte Variation des „Pinellia-Magnolia-Dekokts" (Ban Xia Hou Po Tang). Sie zielt auf die Behandlung von emotionalem Stress aufgrund von Kummer, Frustration oder aufgestautem Ärger, was sich in einem Engegefühl der Brust oder einem Obstruktionsgefühl der Kehle äußert. Diese Rezeptur wird oft als eine Verschreibung herangezogen, die das Leber-Qi bewegt, obwohl sie tatsächlich die Qi-Stagnation in der Brust behandelt, welche weniger auf die Leber als vielmehr auf die Lunge und das Herz zurückgeht. Da die Leber jedoch den freien Fluss des Qi kontrolliert und immer involviert ist, wenn das Qi stagniert, wurden Chai Hu Radix Bupleuri und Qing Pi Pericarpium Citri Reticulatae Viridae hinzugefügt, um die Leber zu besänftigen und die Stagnation zu eliminieren. Bai He Bulbus Lilii und Jie Geng Radix Platycodi wurden hinzugefügt, um das Lungen-Qi zu bewegen und die Körperseele zu beruhigen. He Huan Pi Cortex Albizziae wurde hinzugefügt, um die Körperlöcher der Geisteskraft zu öffnen und Niedergeschlagenheit aufzulösen.

Verwurzele die Geisteskraft, eine Variation der überlieferten Verschreibung „Dekokt zur Einleitung von Schlaf" (Yin Mei Tang), zielt auf die Behandlung mentaler Unruhezustände, von Bangigkeit, Verärgerung und Schlaflosigkeit aufgrund einer Leber-Blut- und/oder Leber-Yin-Leere. Dies führt dazu, dass die Ätherseele unverwurzelt bleibt, und die Person sich ruhelos und ziellos fühlt.

Befriede die Geisteskraft ist eine Variation der klassischen Rezeptur Gui Pi Tang Dekokt, welches in die Milz einkehrt. Diese Rezeptur füllt das Qi auf und nährt das Blut von Milz und Herz. Sie eignet sich exzellent zur Behandlung mental-emotionaler Probleme, die auf dem Hintergrund einer Leere dieser beiden Organ-Funktionskreise auftreten. Eine weitere wichtige Anwendung dieser Rezeptur ist die Blutstillung, wenn ein leeres Milz-Qi das Blut nicht in den Gefäßen halten kann.

Verschreibungen für Frauen

Erleichtere dem Yin die Reise ist eine Variation der klassischen Verschreibung „Arzneikugel zur Wiederherstellung der linken [Niere]“ (Zuo Gui Wan). Erleichtere dem Yin die Reise wurde formuliert, um auf eine häufige klinische Situation bei Frauen zu antworten, wenn nämlich sowohl eine Nieren-Yin-Leere als auch eine Nieren-Yang-Leere vorliegt. In der Praxis ist dies eher die Regel denn die Ausnahme, insbesondere in der Menopause. Das Nieren-Yin ist die Substanz, die Essenz, und das Nieren-Yang ist die Funktion. Beides ist untrennbar abhängig voneinander und daher tritt ein Leere-Muster üblicherweise in beiden Bereichen gemeinsam auf. Dennoch wird immer ein Leerezustand von Yin oder von Yang dominieren, was leicht an der Zunge abzulesen ist: wenn diese rot ist, dann überwiegt die Nieren-Yin-Leere; wenn sie blass ist, überwiegt die Nieren-Yang-Leere. Erleichtere dem Yin die Reise zielt auf die Behandlung menopausaler Probleme aufgrund einer Leere von Yin wie auch Yang, jedoch mit Überwiegen der Nieren-Yin-Leere. Ze Xie Rhizoma Alismatis, Qin Jiao Radix Gentianae Macrophyllae und Di Gu Pi Cortex Lycii wurden hinzugefügt, um die Leere-Hitze zu klären. Tian Men Dong Radix Asparagi wurde hinzugefügt, um das Lungen- und Nieren-Yin zu nähren und Trockenheit zu befeuchten. Mu Dan Pi Cortex Moutan klärt Hitze, kühlt das Blut und kehrt in die Leber ein und lindert so die Reizbarkeit. Mu Li Concha Ostreae wurde hinzugefügt, um das Yin zu nähren, das aufsteigende Yang abzusenken und das Schwitzen zu stillen. Suan Zao Ren Semen Ziziphi Spinosae besänftigt die Leber und beruhigt die Geisteskraft und die Ätherseele. Da die Spezies sauer ist, stillt sie auch das Schwitzen.

Erleichtere dem Yang die Reise ist eine Variation der klassischen Verschreibung „Arzneikugel zur Wiederherstellung der rechten [Niere]“ (You Gui Wan). Wie oben erwähnt, wurde Erleichtere dem Yang die Reise formuliert, um die häufige klinische Situation bei Frauen in der Menopause mit einer Leere von Yin und Yang, jedoch einem Überwiegen der Nieren-Yang-Leere, anzusprechen. Zhi Mu Rhizoma Anemarrhenae und Qin Jiao Radix Gentianae Macrophyllae wurden hinzugefügt, um Leere-Hitze zu klären. Mu Li Concha Ostreae nährt das Yin, senkt das aufsteigende Yang ab und stillt das Schwitzen.

Erlöse den Mond ist eine Variation der klassischen Verschreibung „Pulver der Ungezwungenheit“. Diese Variation zielt auf die Behandlung prämenstrueller emotionaler Stresszustände auf dem Hintergrund einer Leber-Qi-Stagnation und einer leichten Leber-Blut-Leere. Es handelt sich dabei wahrscheinlich um den häufigsten klinischen Befund bei Frauen, die an prämenstruellen Spannungszuständen leiden. Gou Qi Zi Fructus Lycii und Shou Wu Radix Poligoni Multiflori nähren das Leber-Blut. Qing Pi Pericarpium Citri Reticulatae Viride und He Huan Pi Cortex Albizziae bewegen das Leber-Qi und lindern emotionale Anspannungen und Depressionen. Yuan Zhi Radix Polygalae befriedet die Geisteskraft und öffnet die Körperlöcher der Geisteskraft. Bai He Bulbus Lilii wurde hinzugefügt um die Lunge zu nähren, und um emotionale Spannungen zu behandeln, die mit diesem Organ verbunden sind, und auf Traurigkeit und Kummer zurückgehen. Obwohl die Stagnation des Qi immer mit der Leber verbunden ist, sind davon auch die Lungen betroffen, wenn dabei Traurigkeit und Kummer zugrunde liegen. Diese Emotionen hindern das Lungen-Qi daran, sich abzusenken, und erzeugen das typische Empfinden einer Enge in der Brust oder eines Druckes auf der Brust, was der physische Ausdruck der Eingezwängtheit der Körperseele durch Traurigkeit und Kummer ist. Ju Hua Flos Chrysanthemi wurde hinzugefügt, um die mit Leber-Qi-Stagnation oder aufsteigendem Leber-Yang verbundenen Kopfschmerzen zu behandeln, die häufig in der prämenstruellen Phase auftreten.

Rege das Zinnoberfeld an ist eine Variation des „Dekokts zur Vertreibung von Stasen unter dem Zwerchfell" (Ge Xia Zhu Yu Tang). Pu Huang Pollen Typhae, eine Substanz, die sowohl Blutungen stoppt als auch das Blut belebt, wurde hinzugefügt, um den Blut-belebenden Effekt der anderen Drogen abzumildern. Dan Shen Radix Salviae Miltiorrhizae und Bai Shao Radix Paeoniae Alba wurden hinzugefügt, um Blut und Qi zu bewegen, die Geisteskraft zu befrieden, die Leber zu besänftigen und Schmerz zu stillen. Es handelt sich um eine wichtige Rezeptur zur Behandlung abdomineller Schmerzen, die auf eine Blut-Stase, eine häufige Situation insbesondere bei Frauen, zurückgehen.

Die Oberfläche befreiend

Die beiden Rezepturen zur Befreiung der Oberfläche werden nur für akute Invasionen von Wind-Kälte oder Wind-Hitze, also bei gemeinen Erkältungen, Ohrenschmerzen, Grippe, Halsentzündungen usw., eingesetzt.

Treibe Wind-Hitze aus ist eine Variation der klassischen Verschreibung „Pulver von Lonicera und Forsythia" (Yin Qiao San). Diese Variation behandelt das akute Stadium (Wei-Ebene) einer Invasion von Wind-Hitze. Fang Feng Radix Ledebouriellae wurde hinzugefügt, um den Wind-vertreibenden Effekt zu verstärken. Zudem behandelt diese Droge die Feuchtigkeit und wird daher die äußere Feuchtigkeit vertreiben, die häufig diese akuten Zustände begleitet (Feuchtigkeit, die sich in Form geschwollener Lymphknoten äußert). Da Qing Ye Folium Isatidis wurde hinzugefügt, da es einen antiviralen Effekt besitzt. Außerdem ist es auch sehr effektiv bei geschwollenen und entzündeten Rachenmandeln. Ju Hua Flos Chrysanthemi wurde hinzugefügt, um Wind-Hitze zu vertreiben, insbesondere wenn die Augen betroffen sind und ein Brenngefühl auftritt. Dieses Symptom ist vor allem bei Kindern häufig anzutreffen. Xing Ren Semen Armeniacae Amarum stellt das Sichabsenken des Lungen-Qi wieder her und behandelt den Husten. Huang Qin Radix Scutellariae klärt innere Hitze auf der Qi-Ebene. Diese Droge wurde hinzugefügt, da besonders starke, virulente äußere Wind-Hitze dazu neigt, sich rasch in innere Hitze zu verwandeln, insbesondere bei Kindern.

Treibe Wind-Kälte aus ist eine Variation der klassischen Verschreibung „Dekokt mit Schizonepeta und Ledebouriella zur Befreiung der Oberfläche" (Jing Fang Jie Biao Tang). Diese Variation vertreibt Wind-Kälte und befreit die Oberfläche. Sie behandelt insbesondere Symptome wie die laufende Nase, Niesen, steifer Schulter-Nacken-Bereich und Kopfschmerzen.

Chemo-Adjuvans/Radiatio-Adjuvans

Chemo-Adjuvans zielt speziell auf die Behandlung der unerwünschten Effekte einer Chemotherapie, indem Qi, Blut und Yin aufgefüllt werden.

Radiatio-Adjuvans zielt auf die Behandlung der unerwünschten Effekte einer Radiotherapie, indem Qi aufgefüllt und Blut genährt, belebt und gekühlt wird.

Integration von Phytotherapie und Akupunktur

Für diejenigen, welche Akupunktur praktizieren, kann die Verbindung dieser Behandlungsmethode mit Drogenrezepturen den eigenen Bereich therapeutischer Möglichkeiten erweitern und eine größere Flexibilität zulassen. Was zunächst betont werden sollte, ist der Umstand, dass nur in wenigen Fällen eine Drogenrezeptur ausreichend gut die Disharmonie des Patienten abdeckt und den gesamten Zustand des Patienten anspricht. In den meisten Fällen chronischer Erkrankungen ist es unrealistisch, zu erwarten, dass eine Drogenrezeptur die gesamte Konstellation der Disharmoniemuster des Patienten anspricht. Der Zustand der meisten Patienten mit chronischen Beschwerden wird sich zumindest in zwei Mustern, meist jedoch in noch mehr Mustern ausdrücken. So wäre es zum Beispiel nicht ungewöhnlich, dass ein Patient an Leber-Blut-Leere, Leber-Qi-Stagnation, aufsteigendem Leber-Yang, Milz-Qi-Leere und Feuchtigkeit im Mittleren Erwärmer leidet. Obschon zwei oder sogar drei Rezepturen miteinander kombiniert werden können, ist es manchmal vorzuziehen, Akupunktur und phytotherapeutische Mittel integrativ anzuwenden. Man kann so mit einer Drogenrezeptur ein bestimmtes Disharmoniemuster angehen und mit der Akupunktur ein weiteres. Die Integration von Akupunktur und Drogenrezepturen ist vorteilhaft, da wir so zum Teil mit einer einzigen Rezeptur auskommen können und da zum anderen sich Akupunkturkonzepte vereinfachen lassen. Die Integration von Akupunktur und Drogenrezepturen zeigt vor allem gute Effekte, wenn wir uns über die Diagnose, die Differenzierung zwischen Wurzel (Ben) und Zweigspitze (Manifestation Biao) und das Behandlungsprinzip im Klaren sind.

Wurzel (Ben) und Zweigspitze (Manifestation Biao)

Die Wurzel ist die Disharmonie, welche den Ursprung der Symptome und Zeichen des Patienten darstellt. Die Manifestation ist der Komplex der Symptome und Zeichen, die aus der Wurzel resultieren. Die Beziehung zwischen Wurzel und Manifestation ist sehr ähnlich der Beziehung zwischen den Wurzeln eines Baumes und seinen Zweigen: der Zustand der Wurzeln (und des Bodens) bestimmt das Aussehen der Zweige. Die Behandlung der Wurzeln des Baumes verbessert den Gesundheitszustand der Zweige. In gleicher Weise wird bei der Behandlung der Wurzel einer Disharmonie automatisch die Manifestation mitbehandelt. Wenn zum Beispiel bei einem Patienten Schüttelfrost, akute okzipitale Kopfschmerzen, eine leichte Temperaturerhöhung, ein steifer Nacken, eine laufende Nase und ein oberflächlicher Puls auftreten, dann ist die Wurzel dieses Zustands eine Invasion des Abwehr-Qi der Lunge durch Wind-Kälte, und alle diese Symptome sind die Manifestation. Es ist nicht notwendig jedes einzelne Symptom zu behandeln, da eine Behandlung der Wurzel, d.h. die Vertreibung von Wind-Kälte und die Befreiung der Oberfläche, zum Verschwinden der Manifestation führen wird. Wenn wir uns über die Wurzel und die Manifestation sowie das zu wählende Behandlungsprinzip im Klaren sind, können wir Akupunktur zur Behandlung der Wurzel und ein phytotherapeutisches Mittel zur Behandlung der Manifestation oder umgekehrt benutzen.

Wenn zum Beispiel ein Patient an Schwellungen der Knöchel mit häufigem, hellem Urin, Rückenschmerzen, Kälteempfindlichkeit, einer blassen Zunge und einem tiefen und schwachen Puls leidet, so sind die Ödeme die Manifestation und eine Nieren-Yang-Leere die Wurzel. Wenn wir sicher sind, was die Wurzel und was die Manifestation unter den verschiedenen klinischen Zeichen ist, so könnten wir Stärke die Wurzel zur Behandlung der Wurzel, also zur Auffüllung des Nieren-Yang, und Akupunktur (mit Ren 9 Shuifen, Mi 9 Yinlingquan, Ni 7 Fuliu und Bl 22 Sanjiaoshu) zur Auflösung der Ödeme einsetzen. Der umgekehrte Ansatz könnte ebenso verfolgt werden, indem das Nieren-Yang mittels Akupunktur aufgefüllt würde (mit Ni 7 Fuliu, Ni 3 Taixi, Bl 23 Shenshu mit Moxa) und die Ödeme mit einem phytotherapeutischen Mittel, welches etwa Wu Ling San Pulver aus fünf 'Ling'-Substanzen oder Trenne Klares und Trübes sein könnte.

Das Austreiben schädigender Einflüsse versus das Auffüllen des Qi des Körpers

Der Fülle- und Leere-Charakter des Zustands des Patienten ist ebenfalls wichtig. Wir können Akupunktur anwenden, um den Fülle-Zustand zu behandeln (Austreiben schädigender Einflüsse), und ein Drogenrezept benutzen, um das Qi des Körpers aufzufüllen oder umgekehrt. Wenn ich alleine mit Phytotherapie einen komplexen Fülle-Leere-Zustand behandle, ziehe ich es üblicherweise vor, die Fülle und die Leere getrennt voneinander zu behandeln, wobei ich oft mit dem Austreiben der schädigenden Einflüsse beginne. In einem Fall von myalgischer Enzephalomyelitis (chronisches Müdigkeits- und Immun-Dysfunktions-Syndrom) zum Beispiel, mit einer Milz-Qi-Leere und ausgesprochener Feuchtigkeit würde ich höchstwahrscheinlich mit einer Rezeptur beginnen, die Feuchtigkeit drainiert, wie etwa Drainiere die Felder, und ich würde keine auffüllende Rezeptur geben. Dieser Ansatz ist besonders zu empfehlen, wenn die Zunge und der Puls einen Fülle-Zustand anzeigen. Im obigen Beispiel wäre die Zunge geschwollen mit einem dicken Belag und der Puls wäre voll und schlüpfrig. Ich ziehe diese Herangehensweise vor, d. h. zunächst schädigende Einflüsse auszutreiben, weil ich den Eindruck gewonnen habe, dass auffüllende Phytotherapeutika nicht gut wirken, wenn der Körper mit schädigenden Einflüssen belastet ist, insbesondere, wenn es sich um Feuchtigkeit oder Schleim handelt. Natürlich sollte der Rezeptur, die schädigende Einflüsse austreibt, eine solche folgen, die das Qi des Körpers auffüllt. Im obigen Beispiel könnte dies etwa Fülle das Qi auf und erleichtere die Muskeln zum Auffüllen des Milz-Qi sein. Akupunktur wirkt auf eine unterschiedliche Art und Weise im Vergleich zur Phytotherapie insofern, als dabei keine Substanz in den Körper eingebracht wird und eher Effekte der Eigenregulation und der Selbstbalance zum Tragen kommen. Wenn wir zum Beispiel Ren 12 Zhongwan nadeln, so wird dies die Milz auffüllen und Feuchtigkeit umwandeln, während die Anwendung von Huang Lian Rhizoma Coptidis nur die Feuchtigkeit trockenen wird, ohne die Milz aufzufüllen. Letztlich, wenn wir diese Substanz über lange Zeit anwenden, so kann ihre bitter-kalte Energie die Milz angreifen. Daher können wir oft aufgrund des selbstbalancierenden Effekts der Akupunktur eine Drogenrezeptur zum Austreiben schädigender Einflüsse benutzen und die Akupunktur, um das Qi des Körpers aufzufüllen. Wenn ein Patient etwa an einer Blut-Stase aufgrund innerer Kälte und Yang-Leere leidet, so könnten wir Rege das Zinnoberfeld an heranziehen, um das Blut zu beleben und Stasen aufzulösen, und die Akupunktur anwenden, um das Nieren-Yang aufzufüllen und Kälte auszutreiben (mit Ren 6 Qihai, Ni 3 Taixi, Bl 23 Shenshu mit Moxa). Alternativ hierzu könnten wir die Akupunktur benutzen, um das Blut zu beleben (mit Mi 10 Xuehai, Bl 17 Geshu und Ma 29 Guilai), und dazu die Rezeptur Stärke die Wurzel verabreichen, um das Nieren-Yang aufzufüllen und zu wärmen.

Lokale Probleme

Der Gebrauch einer Drogenrezeptur 'befreit' oft die Akupunktur, die dann einfacher und mehr fokussiert auf ein spezifisches Problem gestaltet werden kann. Wenn zum Beispiel ein Patient an einem rein in einer bestimmten Region lokalisierten Ekzem leidet, etwa im Bereich des behaarten Kopfes, so können wir eine Rezeptur wie Klarer Glanz anwenden, um grundsätzlich das Blut zu kühlen. Dadurch ist die Akupunktur von der Aufgabe befreit, Hitze zu klären und allgemein das Blut zu kühlen, und kann sich mehr auf die betroffene Region mittels der Anwendung lokaler Punkte konzentrieren. Dies erlaubt auch die Reduktion der Zahl der angewandten Punkte. Ein weiteres Beispiel wäre ein Patient mit Augenproblemen aufgrund einer Leber-Blut-Leere. Mit der Anwendung einer Rezeptur, die das Blut nährt, wie etwa Erhelle das Augenlicht, könnte sich die Akupunktur auf die Behandlung lokaler Probleme um die Augen herum konzentrieren. Als ein Beispiel kann auch ein Patient mit einem schmerzhaften Bi-Zustand der Obturation eines einzelnen Gelenks dienen, wenn der Zustand auf eine Leber-Blut-Leere zurückgeht. In einem solchen Fall könnten wir Brokat-Sehnen verschreiben, um das Leber-Blut zu nähren und Wind-Feuchtigkeit auszutreiben, und wir könnten die Akupunktur anwenden, nur um das betroffene Gelenk zu behandeln.

Akupunktur, um möglichen Nebenwirkungen entgegenzutreten

Dies ist ein wichtiger Gebrauch der Akupunktur im Verbund mit Drogenrezepturen. Wenn wir eine Drogenrezeptur anwenden müssen, die vielleicht unerwünschte Nebeneffekte zeitigt, können wir diesen mit der Akupunktur entgegentreten. Wenn etwa ein Patient an ausgeprägter Yin-Leere leidet, so können wir Nähre die Wurzel verschreiben. Eine ausgeprägte Yin-Leere benötigt eine lange Behandlungsdauer. Wenn der Patient gleichzeitig an einer Milz-Leere leidet (was sehr wahrscheinlich ist), so wird der übersättigende Effekt der Yin-auffüllenden Substanzen auf lange Sicht die Milz zusätzlich schädigen. Daher kann ein Akupunkteur seine Aufmerksamkeit der Stützung der Milz widmen (mit Ren 12 Zhongwan, Ma 36 Zusanli, und Mi 6 Sanyinjiao), während der Patient seine Yin-auffüllenden Drogen einnimmt. Ein weiteres Beispiel wäre ein Patient, der eine Rezeptur zur Auffüllung und Wärmung des Yang benötigt (wie etwa Stärke die Wurzel). Heiße Kräuter können das Yin beschädigen, wenn sie über lange Zeit eingesetzt werden. Ein Akupunkteur kann daher die Nadelung zum Stützen des Yin benutzen, indem er Ren 4 Guanyuan, Ni 6 Zhaohai und Ni 3 Taixi auffüllt.

Dosierung

Die Frage der Dosierung ist sehr komplex, und es gibt keine festen und einfachen Regeln. In vielen Fällen ist es dem Versuch überlassen, und die Patienten finden oft ihr eigenes 'korrektes' Dosisniveau.

Viele Faktoren haben einen Einfluss auf die Dosierung. Ich werde sie nacheinander diskutieren. Es muss betont werden, dass alle folgenden Faktoren in jedem Fall berücksichtigt werden müssen. Als sehr allgemeine Richtlinie kann gelten, dass die Tagesdosis 1–3 Tabletten, 2–3 mal pro Tag eingenommen, d.h. also etwa 2–9 Tabletten am Tag, beträgt. Dennoch kann diese Dosierung überschritten werden, und in einigen Fällen mag auch eine niedrigere Dosis angemessen sein.

Der Fülle- oder Leere-Charakter des Zustands

Bei Leere-Mustern kann die Dosis niedriger als bei Fülle-Mustern liegen. Daher sollte die Dosierung für alle Rezepturen aus der Klärenden wie auch der Nährenden und klärenden Kategorie höher als für die Rezepturen der Nährenden Kategorie liegen. Wenn wir zum Beispiel Rege das Zinnoberfeld an für abdominelle Schmerzen aufgrund von Blut-Stase mit abdominellen Verhärtungen (wie etwa kleine Fibrome) rezeptieren, so kann man 6 oder mehr Tabletten am Tag anwenden. Umgekehrt, wenn wir einen Leere-Zustand mit Erhelle das Augenlicht behandeln, dann können 3–4 Tabletten am Tag genug sein.

Chronische versus akute Zustände

Dies ist eine wichtige Unterscheidung. Bei akuten Zuständen sollte die Dosis höher liegen. Wenn wir zum Beispiel Treibe Wind-Hitze aus bei einer schwerwiegenden Invasion von Wind-Hitze mit Fieber, geschwollenen Rachenmandeln und deutlichen Schmerzen etc. einsetzen, dann kann der Patient 12 oder mehr Tabletten innerhalb von 24 Stunden einnehmen. In Gegensatz dazu gibt es keinen triftigen Grund, einen chronischen Zustand mit einer hohen Dosierung zu behandeln, da sich der Zustand nur langsam bessern kann. Bedenken Sie, dass einige Rezepturen, die bei chronischen Fällen benutzt werden, auch an die Behandlung akuter Zustände angepasst werden können. Zu kann zum Beispiel Biege den Bambus (für chronische Kopfschmerzen bei aufsteigendem Leber-Yang) zur Behandlung akuter Migräne-Attacken eingesetzt werden, falls die Dosis merklich gesteigert wird, nämlich auf 6–9 oder mehr Tabletten am Tag.

Alter des Patienten

Ältere Menschen und Kinder benötigen niedrigere Dosierungen. Kinder bis zum 6. Lebensjahr sollten ein Drittel der üblichen Dosis erhalten, die halbe Dosis im Alter von 6 bis 14 und danach die volle Dosis. Die Dosis sollte auch im Alter verringert werden auf ungefähr die halbe Dosis ab dem 70. Lebensjahr und ein Drittel nach dem 80. Lebensjahr.

Zustand und Körperbau des Patienten

Je schwächer der Patient ist, desto niedriger sollte die Dosis sein. Daher sollte eine zartgebaute ältere Dame eine niedrigere Dosis als ein großer, korpulenter Mann erhalten.

Der Krankheitszustand selbst

Die Dosis sollte auch anhand der Schwere der Symptome angepasst werden. So sollte die Dosis für das Chemo- und das Radiatio-Adjuvans je nach der Schwere der auftretenden unerwünschten Effekte der Chemotherapie oder der Bestrahlung bemessen werden. Eine mittlere Dosis für diese Rezepturen wäre ungefähr 4–6 Tabletten am Tag. Falls jedoch die unerwünschten Effekte stark ausgeprägt sind, sollte diese Dosis gesteigert werden.

Das Verdauungssystem

Je schwächer das Verdauungssystem des Patienten ist, desto niedriger sollte die Dosis liegen. Dies ist eine sehr wichtige Überlegung. Westliche Menschen haben ein schwächeres Verdauungssystem als chinesische Menschen und werden durch Kräutertabletten leicht aus dem Gleichgewicht gebracht (leichter als durch Dekokte). Falls ein Patient eine Verdauungsstörung bemerkt, sollte sichergestellt werden, dass er oder sie die Tabletten nach dem Essen und mit warmem Wasser einnimmt.

Schwangerschaft

Es ist klug und ratsam, in den ersten drei Monaten der Schwangerschaft keine Rezepturen zu verschreiben. Ab dem vierten Monat können Rezepturen verschrieben werden, es sei denn, sie sind ausdrücklich in der Schwangerschaft verboten. Dieser Umstand ist unter der Rubrik „Vorsichtsmaßnahmen und Kontraindikationen" in der Erläuterung einer jeden Rezeptur angegeben. Wenn Rezepturen für Frauen im gebärfähigen Alter erstellt werden, ist es anzuraten, nach einem eventuellen Kinderwunsch zu fragen. Falls dieser besteht, sollte keine der in der Schwangerschaft als kontraindiziert angegebenen Rezepturen verordnet werden, damit die Frau nicht die Verschreibung in den ersten Wochen einer ihr unbekannten Schwangerschaft einnimmt.

Zusammenfassung

Letztlich lautet meine Empfehlung, immer mit relativ geringen Dosen zu beginnen (außer natürlich bei sehr klar gelagerten, akuten Fülle-Zuständen), da die Dosis immer noch weiter gesteigert werden kann. Falls nämlich ungünstige Reaktionen auftreten, wird der Patient unter Umständen die Behandlung sofort ganz abbrechen. Zuletzt noch ein Wort der Warnung hinsichtlich Lebererkrankungen. Falls eine Infektion mit einem Hepatitis-Virus (A, B oder C) oder andere Leberprobleme beim Patienten bekannt sind, sollte man besondere Vorsicht walten lassen, indem man eine niedrigere Dosis als üblich veranschlagt. In solchen Fällen ist unbedingt dem Patienten anzuraten, sich vor der Behandlung mit Kräutern einer Untersuchung der Leberfunktion zu unterziehen, auch um zu vermeiden, dass Heilkräuter fälschlicherweise der negativen Beeinflussung der Leberfunktion bezichtigt werden.

Die Tabletten sollten in der Regel etwa 1 Stunde nach einer Mahlzeit am besten mit warmem Wasser aber auf keinen Fall mit Tee, Kaffee oder Obstsäften eingenommen werden. Nach Möglichkeit sollten die Tabletten nicht nach 8 bis 9 Uhr abends eingenommen werden. Falls durchführbar, sollten die Tabletten vor dem Schlucken zerkaut werden, es sei denn, der Patient findet deren Geschmack so unangenehm, dass er sie lieber unzerkaut schluckt. Tabletten, die Störungen im Bereich des Kopfes behandeln, wie Heiße die Düfte willkommen, Erhelle das Augenlicht, Biege den Bambus, Treibe Wind-Hitze aus und Treibe Wind-Kälte aus, sollten möglichst gekaut werden.

Manche Rezepturen entfalten die besten Wirkungen, wenn sie zu speziellen Tageszeiten eingenommen werden:

- Stärke die Wurzel und Erleichtere dem Yang die Reise sollten morgens in höherer Dosierung eingenommen werden. Um den Effekt zu maximieren, sollten die Rezepturen mit ganz leicht gesalzenem Wasser eingenommen werden.
- Nähre die Wurzel und Erleichtere dem Yin die Reise sollten abends in höherer Dosierung eingenommen werden, und ebenfalls vorzugsweise mit ganz leicht gesalzenem Wasser.
- Stütze die Mitte sollte eine halbe Stunde vor den Mahlzeiten eingenommen werden.
- Brokat-Sehnen sollten eine halbe Stunde vor dem Frühstück in höherer Dosierung eingenommen werden.
- Kläre die Seele und Verwurzele die Geisteskraft sollten abends in höherer Dosierung eingenommen werden.
- Treibe Wind-Hitze aus und Treibe Wind-Kälte aus sollten nach den Mahlzeiten, vorzugsweise mit warmem Ingwerwasser, eingenommen werden.
- Trenne Klares und Trübes sollte vor den Mahlzeiten eingenommen werden.

Wenn zwei oder drei verschiedene Rezepturen miteinander kombiniert werden, ist es anzuraten, die jeweilige Dosis der einzelnen Rezeptur angemessen zu reduzieren, und die Rezepturen jeweils zu verschiedenen Zeiten einzunehmen. Wenn zum Beispiel Erleichtere dem Yin die Reise mit Erleichtere dem Yang die Reise kombiniert wird, so sollte die erste Rezeptur am besten abends und die zweite morgens eingenommen werden. In solchen Fällen sollte die Dosierung an das therapeutische Ziel angepasst werden. Falls etwa die Yin-Leere dominiert, so sollte die Dosis von Erleichtere dem Yin die Reise etwa doppelt so hoch sein wie für Erleichtere dem Yang die Reise. In einem anderen Beispiel könnte Erhelle das Augenlicht zur Nährung des Leber-Bluts mit Erlöse den Mond zur Bewegung des Qi und Besänftigung der Leber bei prämenstrueller Spannung kombiniert werden. Falls die Leber-Blut-Leere der vorherrschende Aspekt ist, sollte die Dosierung von Erhelle das Augenlicht doppelt so hoch sein wie von Erlöse den Mond und umgekehrt, falls die Leber-Qi-Stagnation dominiert. Was die Zeit der Anwendung betrifft, so könnte Erhelle das Augenlicht morgens eingenommen werden und Erlöse den Mond am Nachmittag.

Reaktionen, Nebenwirkungen und gegenläufige Reaktionen

Der Gebrauch von Kräuterarzneien ist unvermeidlich mit dem Auftreten von möglichen Reaktionen, Nebenwirkungen oder gegenläufigen Reaktionen verbunden. Dies liegt nicht in der Toxizität der verwendeten Substanzen begründet, sondern ist dadurch zu erklären, dass der Stoffwechsel des Menschen von Person zu Person stark variiert und daher bestimmte Reaktionen nicht vorhergesagt werden können. Nebenwirkungen sind unerwünschte Effekte, die vorhersehbar sind. Wir wissen zum Beispiel, dass Yin-nährende Kräuter von 'zäher' Natur sind und einen übersättigenden Effekt ausüben. Wenn wir sie über längere Zeit anwenden, so können sie die Milz schädigen. Dies ist eine mögliche Nebenwirkung. Eine gegenläufige Reaktion ist ein unerwünschter Effekt, der nicht vorauszusehen ist, der jedoch regelmäßig bei einigen Patienten auftritt. Gegenläufige Reaktionen sind bei Kräuterarzneien praktisch unbekannt aufgrund der solchen Substanzen innewohnenden Sicherheit (es sei denn, dass toxische Substanzen verwendet werden oder dass die Kräuter mit anderen Substanzen kontaminiert sind). Unspezifische 'Reaktionen' auf der anderen Seite beruhen auf dem individuellen Metabolismus und können bei anderen Patienten nicht repliziert werden. Wenn zum Beispiel ein Patient ein Nasenbluten auf die Anwendung von Erleichtere dem Yin die Reise hin entwickelt, so wäre dies eine unerklärliche, unspezifische Reaktion. Sie kann nicht erklärt werden, da selbst bei falscher Diagnosestellung (d.h., falls dem Patienten eine Yin-auffüllende anstelle einer Yang-auffüllenden Rezeptur verabreicht wurde) Yin-nährende Kräuter nicht zu Blutungen führen sollten.

Nebenwirkungen sind vorhersagbar und ein versierter Praktiker sollte sie immer bedenken. Wenn wir zum Beispiel eine Yin-auffüllende Rezeptur verordnen, so sollten wir uns darüber bewusst sein, dass bei langer Anwendung die Milz Schaden nehmen kann. Daher sollten wir entweder die Einnahme über Intervalle aussetzen, oder die Milz mittels Akupunktur stützen. In ähnlicher Weise können kalte Kräuter, die Hitze klären und das Blut kühlen, ebenso der Milz schaden. Trocknende Kräuter, die Feuchtigkeit austrocknen und Schleim umwandeln, können das Yin schädigen.

Was unerwartete 'Reaktionen' anbetrifft, so ist zunächst einmal davon auszugehen, dass es sich um echte Reaktionen auf die Kräuterarznei handelt. Auch der Patient wird jedes neue oder unerwartete Symptom der Kräuterarznei zuschreiben, die er gerade einnimmt. Dies geschieht besonders leicht, wenn der Patient nicht mit der Einnahme von Kräuterheilmitteln vertraut ist. Aus meiner klinischen Erfahrung handelt es sich bei dem überwiegenden Teil solcher 'Reaktionen' um nichts anderes als das Auftreten interkurrenter akuter Infektionen wie Erkältungen, Grippe und insbesondere akute gastrointestinale Infektionen. Daher sollte die erste zu treffende Maßnahme, wenn ein Patient über eine bestimmte Reaktion klagt, darin bestehen, die Kräuterarznei für einige Tage abzusetzen und dann erneut zu beginnen. Falls sich dann exakt die gleiche Reaktion einstellt, dann ist sie höchstwahrscheinlich auf das Mittel zurückzuführen. Dies muss nicht unbedingt bedeuten, dass dieses Mittel nicht mehr angewandt wird, jedoch sollte zumindest die Dosis reduziert werden. Wenn dann die Reaktion immer noch auftritt, so sollte die Anwendung abgebrochen werden. Wie allerdings bereits oben ausgeführt, tritt in der überwiegenden Zahl der Fälle die Reaktion nicht mehr auf, wenn die Einnahme des Mittels nach einer kurzen Unterbrechung wieder aufgenommen wird.

Während einige Patienten der Einnahme von Kräuterarzneien überängstlich gegenüberstehen und jedes noch so kleine Symptom mit dem Mittel in Verbindung bringen, neigen andere zu der gegenteiligen Fehlannahme, dass jede auftretende Nebenwirkung ein Anzeichen für den ablaufenden 'Eliminationsprozess' oder Ausdruck einer 'Heilungskrise' sei. Wenn wir zum Beispiel eine Yin-auffüllende Rezeptur verschreiben, und der Patient eine Diarrhö entwickelt, so sollte dies nicht als 'Eliminationsprozess' oder 'Heilungskrise' missverstanden werden, sondern als Nebenwirkung der Yin-auffüllenden Rezeptur betrachtet werden, die daher zunächst abzusetzen ist.

Die Rezepturen in diesem Buch sind nur für den Gebrauch durch den qualifizierten Anwender der Traditionellen Chinesischen Medizin bestimmt. Alle Fragen, den Gebrauch oder die Dosierung der Rezepturen betreffend, sind von dem jeweiligen Behandler zu entscheiden.

Übersetzung chinesischer Termini

In diesem Buch habe ich mich für eine Übersetzung aller chinesischer Termini mit der Ausnahme von Yin, Yang und Qi entschieden.

Die in der englischen Ausgabe benutzte Unterscheidung zwischen der Großschreibung von 'Blut' (Blood) im Kontext der chinesischen Medizin und der Kleinschreibung (blood) in den anderen Fällen fand in der deutschen Ausgabe keine Berücksichtigung, da sich der Unterschied zwangsläufig aus dem Kontext ergibt und nicht wesentlich ist. Ebenso wird die in der englischen Ausgabe vorgenommene Unterscheidung in der Übersetzung des Ausdrucks Shen einmal als 'Mind' und einmal als 'Spirit' in der deutschen Übersetzung nicht nachvollzogen, sondern es wird stets der Ausdruck 'Geisteskraft' benutzt[1].

[1]Anmerkungen des Übersetzers

Teil II: Rezepturen von A bis Z

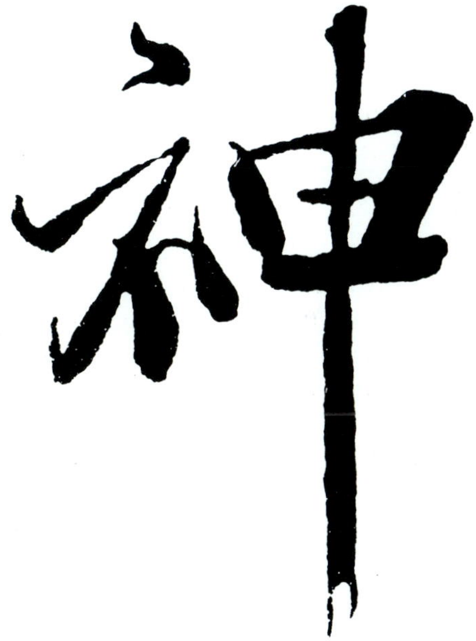

Das Schriftzeichen Shen in einer Kalligraphie von Fan Zhong-yan, Song-Dynastie (960 – 1279)

Befreie von Beklemmung

Xiang Fu Rhizoma Cyperi
Chuan Xiong Rhizoma Chuanxiong
Cang Zhu Rhizoma Atractylodes
Shan Zhi Zi Fructus Gardeniae
Shen Qu Massa Fermentata Medicinalis
He Huan Pi Cortex Albizziae
Shi Chang Pu Rhizoma Acori Tatarinowii
Gan Cao Radix Glycyrrhizae
Internat.: Release Constraint

Muster: Leber-Qi-Stagnation.
Wirkweise: Reguliert das Qi, löst die Stagnation auf, besänftigt die Leber, hebt die Niedergeschlagenheit.
Anwendungen: Niedergeschlagenheit, aufgestauter Ärger, Groll und lange andauernde Frustrationen, emotionaler Stress, Erschöpfung (aufgrund von Stagnation, weniger als Ausdruck einer Qi-Leere), ein Druckgefühl der Brust oder des Epigastriums, Kopfschmerzen, Aufstoßen, Seufzen, leichte Übelkeit, leichte Atemnot.
Zunge: Leicht gerötete Ränder (Leberareal).
Puls: Saitenförmig und beidseits voll.

Erläuterung

Befreie von Beklemmung ist eine gut überprüfte Variation der klassischen Verschreibung „Arzneikugel von Ligusticum und Gardenia“ (Yue Ju Wan), die von Zhu Dan Xi (12811358) entwickelt wurde. Er war der Ansicht, dass Niedergeschlagenheit auf die „Sechs Stagnationen“ von Qi, Blut, Feuchtigkeit, Schleim, Hitze und Nahrung zurückgeht. Die Rezeptur Yue Ju Wan beinhaltete fünf Ingredienzen, welche diese sechs Stagnationen angehen sollten (Cang Zhu Rhizoma Atractylodes ist dabei sowohl gegen Feuchtigkeit als auch gegen Schleim gerichtet). Obwohl die Verschreibung sich auf die sechs Stagnationen bezieht, so liegt doch ein Schwergewicht auf der aus emotionaler Anspannung resultierenden Qi-Stagnation. Befreie von Beklemmung ist extrem effektiv bei emotionalem Stress und Depression aufgrund von Leber-Qi-Stagnation insbesondere bei Männern. Das Rezept unterscheidet sich von dem berühmteren „Pulver der Ungezwungenheit“ (Xiao Yao San; s. a. Erlöse den Mond, weiter unten) insofern, als es sich für die Fälle eignet, in denen die Leber-Qi-Stagnation vorherrschend und der Zustand im Wesentlichen eine Fülle ist. Umgekehrt ist Xiao Yao San in einem Zustand gemischter Leere und Fülle indiziert, bei Leber-Blut- und Milz-Qi-Leere sowie Leber-Qi-Stagnation. Der Puls und die Zunge bieten gute Unterscheidungskriterien zwischen diesen beiden Rezepturen: wenn der Puls saitenförmig und die Zunge rot ist, ist Befreie von Beklemmung indiziert; wenn der Puls rauh oder insgesamt fein und teilweise saitenförmig und die Zunge an den Seiten blass ist, ist Erlöse den Mond indiziert. He Huan Pi Cortex Albizziae wurde hinzugefügt, um die Leber zu entspannen sowie die Geisteskraft und die Ätherseele zu beruhigen. Shi Chang Pu Rhizoma Acori Tatarinowii wurde hinzugefügt, um die Körperlöcher der Geisteskraft zu öffnen.

Die Rezeptur harmonisiert ebenfalls Leber und Magen und eignet sich daher insbesondere für eine Leber-Qi-Stagnation, welche auf den Magen übergreift und auf emotionale Verstimmungen, die bei den Mahlzeiten auftreten, zurückgeht.

Die drei wichtigsten Zeichen für die Indikationsstellung dieser Verschreibung sind Erschöpfung, Niedergeschlagenheit und ein saitenförmiger Puls.

Mental-emotionales Muster

Schlüsselwörter: Groll aufgeben.

Die Rezeptur richtet sich gegen die emotionalen und mentalen Manifestationen der Leber-Qi-Stagnation, wenn dadurch die Geisteskraft behindert wird: Launenhaftigkeit, Niedergeschlagenheit, prämenstruelle Anspannung, Reizbarkeit, Frustration, Verdrossenheit und Ungeduld. Ein typisches Merkmal dieser Behinderung der Geisteskraft ist zunächst eine gewisse geistige Verwirrung, die aus der Stagnation herrührt, und als zweites ein großer Widerstand gegen jeglichen mentalen oder affektiven Wandel. Die Rezeptur ist sehr gut wirksam bei dieser Art der Niedergeschlagenheit. Auf der physischen Ebene besteht ein Gefühl der Spannung; Seufzen, Aufstoßen, Erschöpfung, Schmerzen am Rippenbogen, ein Engegefühl der Brust, Zyklusstörungen, Schwerfälligkeit, Spannungsgefühle der Brüste und ein saitenförmiger Puls (u.U. nur auf der linken Seite) sind zu beobachten. In den meisten Fällen wird die Zunge keine Veränderungen aufweisen und nur in schweren Fällen wird sie leicht gerötete Ränder zeigen.

Die Rezeptur harmonisiert zudem Leber und Magen und ist besonders geeignet für eine Leber-Qi-Stagnation, welche den Magen befällt und auf emotionale Verstimmungen, die bei den Mahlzeiten auftreten, zurückgeht.

Vorsichtsmaßnahmen und Kontraindikationen

Falls eindeutige Zeichen der Stagnation vorliegen, und der Puls insgesamt saitenförmig ist, kann die Rezeptur über lange Zeit ohne Beachtung besonderer Kontraindikationen angewandt werden.

Klassischer Vorläufer

Yue Ju Wan (Arzneikugel von Ligusticum und Gardenia).

Befriede die Geisteskraft

Ren Shen Radix Ginseng
Huang Qi Radix Astragali
Bai Zhu Rhizoma Atractylodes Macrocephalae
Dang Gui Radix Angelicae Sinensis
Fu Ling Poria
Suan Zao Ren Semen Ziziphi Spinosae
Long Yan Rou Arillus Longyan
Yuan Zhi Radix Polygalae
Mu Xiang Radix Aucklandiae
Zhi Gan Cao Radix Glycyrrhizae Praep.
Da Zao Fructus Jujubae
Bai Zi Ren Semen Biotae
He Huan Pi Cortex Albizziae
Shi Chang Pu Rhizoma Acori Tatarinowii
Bai He Bulbus Lilii
Internat.: Calm the Spirit

Muster: Milz-Qi- und Milz-Blut-Leere, Herz-Qi- und Herz-Blut-Leere.
Wirkweise: Füllt Milz-Qi und Milz-Blut auf, füllt Herz-Qi und Herz-Blut auf, befriedet die Geisteskraft, öffnet die Körperlöcher der Geisteskraft, stimuliert das Umfassen des Blutes durch die Milz.
Anwendungen Palpitationen, Schlaflosigkeit, Bangigkeit, Vergesslichkeit, Depression, ausdrucksloses, blasses Gesicht, möglicherweise mit leichter Wangenröte, leichte Hitzeempfindungen am Abend, schlechter Appetit, breiige Stühle, Erschöpfung, Müdigkeit, Verstopfung, Mutlosigkeit, Schwächegefühl der Glieder, Hypomenorrhö, oder Hypermenorrhö mit Polymenorrhö oder tröpfelnder Menstruation über lange Zeit und blassem oder frisch-rotem Blut, Melaena oder Hämaturie, Petechien.
Zunge: Blass, dünn oder geschwollen, abhängig davon, ob die Blut- oder die Qi-Leere stärker ausgeprägt ist.
Puls: Schwach, beweglich.

Erläuterung

Dies ist eine sehr wichtige Rezeptur, um die Einflüsse von Milz und Herz aufzufüllen, wenn diese Organe von emotionalen Problemen betroffen sind. Die Rezeptur füllt sowohl Qi als auch Blut von Milz und Herz auf, was die aufgeführten klinischen Manifestationen widerspiegeln. Schlechter Appetit, breiige Stühle, Müdigkeit, Schwächegefühl der Glieder und eine geschwollene Zunge spiegeln eine Milz-Qi-Leere wider, wobei das Milz-Qi nicht mehr in der Lage ist, Nahrungsessenzen zu transformieren und transportieren und die Muskeln zu nähren. Palpitationen, Schlaflosigkeit, Bangigkeit, Vergesslichkeit, Niedergeschlagenheit, ausdrucksloses, blasses Gesicht und eine dünne Zunge sind Ausdruck einer Herz-Blut-Leere. In lange währenden Fällen der Blutleere kann auch aufsteigende Leere-Hitze entstehen, die eine Wangenröte und ein leichtes Hitzegefühl am Abend erzeugt. Da sowohl Qi- als auch Blutleere bestehen, können eine Hypomenorrhö bei vorherrschender Blutleere oder eine Hypermenorrhö bei vorherrschender Qi-Leere auftreten. Heftige Blutungen sind ein Anzeichen dafür, dass das Milz-Qi das Blut nicht mehr umfassen kann. Aus dem gleichen Grund können Blutungen aus der Blase, dem Darm oder unter der Haut (Petechien) auftreten. Verstopfung kann aus einer Blutleere hervorgehen.

Ren Shen Radix Ginseng, Bai Zhu Rhizoma Atractylodes Macrocephalae und Huang Qi Radix Astragali füllen das Milz- und Herz-Qi auf. Dang Gui Radix Angelicae Sinensis nährt das Herz-Blut. Fu Ling Poria, Suan Zao Ren Semen Ziziphi Spinosae, Long Yan Rou Arillus Longyan und Yuan Zhi Radix Polygalae nähren das Herz und befrieden die Geisteskraft. Mu Xiang Radix Aucklandiae bewegt das Qi, um einen Gegenpart gegen den übersättigenden Effekt der Blut-auffüllenden Substanzen zu bieten. Zhi Gan Cao Radix Glycyrrhizae Praep. harmonisiert die Gesamtrezeptur. Da Zao Fructus Jujubae nährt das Blut und hat eine harmonisierende Wirkung. Ich habe Bai Zi Ren Semen Biotae hinzugefügt, um Herz und Blut zu nähren und die Geisteskraft zu befrieden. Zudem stimuliert die Substanz die Darmbewegungen und ist gut geeignet bei Verstopfung durch Blutleere. He Huan Pi Cortex Albizziae und Shi Chang Pu Rhizoma Acori Tatarinowii wurden hinzugefügt, um die Geisteskraft zu befrieden und die Körperlöcher der Geisteskraft zu öffnen. He Huan Pi ist zudem effektiv in der Behandlung von Depressionen. Bai He Bulbus Lilii wurde hinzugefügt, um die Lungen zu stützen. Dieses Kraut ist besonders bei emotionalen Problemen auf der Grundlage von Traurigkeit und Kummer wirksam.

Mental-emotionales Muster

Schlüsselwörter: Hoffnung.

Dieses Muster ist typischerweise von Traurigkeit, Kummer, Sorge oder Schicksalsschlägen und Schreckereignissen, die über lange Zeit einwirken, verursacht. Diese Emotionen erschöpfen das Qi der Milz, des Herzens und der Lungen. Nach einer gewissen Zeit entwickelt sich daraus eine Blutleere. Solche Patienten werden traurig, deprimiert und abgespannt sein. Sie werden leicht in Tränen ausbrechen. Da dieses Weinen eher aus einer Leere denn aus einem gehemmten, stagnierenden Qi herrührt, wird durch das Weinen der mentale Zustand nicht gebessert.

Vorsichtsmaßnahmen und Kontraindikationen

Es handelt sich um eine auffüllende Rezeptur, die über lange Zeit eingenommen werden kann. Es bestehen keine besonderen Kontraindikationen, da die Auffüllung von Qi und Blut in einem ausgewogenen Verhältnis steht.

Klassischer Vorläufer

Gui Pi Tang (Dekokt, welches in die Milz einkehrt).

Behausung der Mitte

Ren Shen Radix Ginseng
Bai Zhu Rhizoma Atractylodes Macrocephalae
Fu Ling Poria
Zhi Gan Cao Radix Glycyrrhizae Praep.
Bian Dou Semen Dolichoris Album
Shan Yao Radix Dioscoreae
Lian Zi Semen Nelumbinis
Sha Ren Fructus Amomi
Yi Yi Ren Semen Coicis
Jie Geng Radix Platycodi
Tai Zi Shen Radix Pseudostellariae
Yu Zhu Rhizoma Polygonati Odorati
Xi Yang Shen Radix Panacis Quinquefolii
Internat.: Central Mansion

Muster: Milz- und Magen-Qi-Leere, Magen- und Milz-Yin-Leere, Feuchtigkeit im Mittleren Erwärmer, Lungen-Qi-Leere.

Wirkweise: Füllt Magen- und Milz-Qi auf, nährt Magen- und Milz-Yin, wandelt Feuchtigkeit um, stoppt Diarrhö, füllt das Lungen-Qi auf.

Anwendungen: Breiige Stühle, Diarrhö, schlechter Appetit, schlechte Verdauung, leichtes epigastrisches Völle- und Schweregefühl, Übelkeit, Schwächegefühl der Glieder, epigastrische Schmerzen, Erschöpfung, Altersdiabetes, chronischer Husten mit wässrig-weißem Sputum, blassem und ausdruckslosem Gesicht, magerer Körper.

Zunge: Blass, leicht geschwollen, klebriger aber recht dünner Belag, leicht wurzelloser Belag, zu dünner Belag in der Mitte, zentrale Magenfurche, versprengte Magenfurchen, transversale Milzfurchen.

Puls: Allgemein schwach, etwas schlüpfrig, möglicherweise oberflächlich leer an der rechten mittleren Position.

Erläuterung

Diese sehr wichtige Magen- und Milz-auffüllende Rezeptur ist eine Variation von Shen Ling Bai Zhu San Pulver von Ginseng, Poria und Atractylodes (Ginseng Atractylodes Rezept). Seine Wirkweise hat einige Ähnlichkeit mit der von Liu Jun Zi Tang Dekokt der Sechs Edelleute (Stütze die Mitte), ist jedoch komplexer und weitreichender. Zunächst einmal füllt die Rezeptur das Magen- und Milz-Qi auf und wandelt Feuchtigkeit um, weshalb sie einen weiten Anwendungsbereich besitzt. Sie füllt jedoch auch das Magen- und Milz-Yin auf und eignet sich daher zur Behandlung von beginnender Magen- und Milz-Yin-Leere. An hauptsächlichen Symptomen finden sich dann ein leichter Durst ohne Verlangen nach Getränken, ein trockener Mund, harte Stühle, trockene Lippen, schlechter Appetit und leichte epigastrische Schmerzen.

Diese Rezeptur beinhaltet die Verschreibung Si Jun Zi Tang Dekokt der Vier Edelleute (Ren Shen Radix Ginseng, Bai Zhu Rhizoma Atractylodes Macrocephalae, Fu Ling Poria und Zhi Gan Cao Radix Glycyrrhizae Praep.), welche das Magen- und Milz-Qi auffüllt. Sha Ren Fructus Amomi und Yi Yi Ren Semen Coicis wandeln Feuchtigkeit um. Die erstgenannte Substanz wandelt die Feuchtigkeit auf ätherischem Wege durch Schweißproduktion um, die zweite drainiert die Feuchtigkeit durch den Urin. Zusätzlich harmonisiert Sha Ren das Aufsteigen und Absenken des Qi im Mittleren Erwärmer und ist hilfreich zur Bekämpfung von Übelkeit, Erbrechen und Diarrhö. Shan Yao Radix Dioscoreae füllt das Magen-Qi und das Magen-Yin auf und behandelt den Diabetes. Lian Zi Semen Nelumbinis füllt die Einflüsse des Magens und der Milz auf und stillt die Diarrhö. Bian Dou Semen Dolichoris Album füllt das Milz-Qi und das Milz-Yin auf und stillt ebenfalls die Diarrhö. Jie Geng Radix Platycodi dirigiert die Verschreibung in den Oberen Erwärmer und die Lunge, wodurch die Rezeptur ihre Lungen-Qi-auffüllende und Schleim-umwandelnde Wirkung erhält. Die Funktion von Jie Geng in dieser Rezeptur wird oft mit der eines Ruders an einem Boot verglichen, das die Gesamtrezeptur in den Oberen Erwärmer dirigiert.

Tai Zi Shen Radix Pseudostellariae wurde hinzugefügt, um den Magen-Yin-nährenden Effekt zu verstärken. Yu Zhu Rhizoma Polygonati Odorati wurde hinzugefügt, um das Magen-Yin zu nähren und möglicherweise auftretende Leere-Hitze zu klären. Xi Yang Shen Radix Panacis Quinquefolii wurde hinzugefügt, da diese Substanz Qi und Yin des Magens, der Milz und der Lunge nährt.

Es ist nützlich, diese Rezeptur mit Stütze die Mitte (einer Variation von Liu Jun Zi Tang Dekokt der Sechs Edelleute) und Jadequelle (eine Variation von Sha Shen Mai Dong Tang Dekokt von Glehnia und Ophiopogon) zu vergleichen und diese drei Verschreibungen einander gegenüberzustellen. Tabelle 1 weist die hauptsächlichen Unterschiede aus. Stütze die Mitte und Behausung der Mitte füllen beide das Magen- und Milz-Qi auf und wandeln Feuchtigkeit um. Der hauptsächliche Unterschied besteht darin, dass Behausung der Mitte auch das Magen- und Milz-Yin nährt. Dennoch ist diese Rezeptur nur für leichte Zustände der Magen- und Milz-Yin-Leere angemessen und insbesondere dann anzuwenden, wenn gleichzeitig eine Qi-Leere besteht. Falls die Leere des Yin von Magen und Milz ausgeprägt ist, gilt Jadequelle als die geeignetere Rezeptur. Ein weiterer Unterschied zwischen Stütze die Mitte und Behausung der Mitte ist darin zu sehen, dass die erstgenannte Rezeptur auch eine Qi-Stagnation im Mittleren Erwärmer behandelt, was Behausung der Mitte nicht tut. Ein entscheidender Unterschied ist, dass Behausung der Mitte sich für Personen mit einer stärkeren konstitutionellen Leere im Mittleren Erwärmer eignet. Mit anderen Worten: obwohl beide Rezepturen sich auf eine Magen- und Milz-Leere beziehen, die aus Unregelmäßigkeiten der Ernährung resultiert, so wird doch eine Person mit einer relativ starken Yang-Ming-Konstitution die zur Rezeptur Stütze die Mitte (Dekokt der Sechs Edelleute) gehörigen Symptome entwickeln, während eine Person mit einer schwächeren Yang-Ming-Konstitution das der Rezeptur Behausung der Mitte (Pulver von Ginseng, Poria und Atractylodes) zugeordnete Zustandsmuster ausprägen wird.

Mental-emotionales Muster

Schlüsselwörter: Sich selbst erden.

Diese Rezeptur bezieht sich auf lange währende Leere-Zustände von Magen und Milz. Die Erde ist das Zentrum der vier übrigen Elemente. Sie bildet unsere Grundlage und gibt uns wörtlich und im übertragenen Sinne eine Mitte. Eine Person, die an einer Leere des Erdelements leidet, wie für den Einsatz dieser Rezeptur gefordert, wird sich als ohne festen Boden unter den Füßen und ohne Mitte erleben. Der Gang eines solchen Menschen wird ungeerdet erscheinen. Die Hacken werden beim Gehen häufig unwillkürlich leicht angehoben, so als ob diese Personen nur auf dem Fußballen gehen würden, ohne die Fersen auf den Boden zu bekommen. Die Personen leiden an einer Niedergeschlagenheit, die aus dem Gefühl der fehlenden Zugehörigkeit, der Isolation, des Nicht-Geerdet-Seins und der fehlenden Mitte resultiert. Oft haben diese Personen früh ihre Familie verlassen.

Vorsichtsmaßnahmen und Kontraindikationen

Es handelt sich um eine milde Qi-auffüllende Rezeptur mit weitem Anwendungsspektrum, die über lange Zeit eingenommen werden kann, ohne dass wirkliche Kontraindikationen bestehen. Da sie Kräuter beinhaltet, die Feuchtigkeit drainieren und umwandeln, besteht keine Gefahr, dass die auffüllenden Kräuter eine Stagnation verursachen.

Klassischer Vorläufer

Shen Ling Bai Zhu San (Pulver von Ginseng, Poria und Atractylodes).

Tab. 1: Vergleich zwischen Behausung der Mitte, Stütze die Mitte und Jadequelle

	Behausung der Mitte	**Stütze die Mitte**	**Jadequelle**
Zustandsmuster	Magen- und Milz-Qi-Leere, Magen- und Milz-Yin-Leere, Feuchtigkeit	Magen- und Milz-Qi-Leere, Feuchtigkeit, Qi-Stagnation	Magen-, Lungen- und Milz-Yin-Leere
Wirkweise	Füllt Magen- und Milz-Qi auf, nährt Magen- und Milz-Yin, wandelt Feuchtigkeit um	Füllt Magen- und Milz-Qi auf, wandelt Feuchtigkeit um, bewegt Qi, beseitigt Stagnation	Nährt das Magen-, Lungen- und Milz-Yin
Symptome	Müdigkeit, leichter Durst, trockener Mund, ohne Verlangen zu trinken, breiige Stühle, Diarrhö, leichter epigastrischer Schmerz, Appetitverlust	Müdigkeit, Schwere-, Spannungs- und Völlegefühl des Epigastriums, Reizbarkeit, ekliger Geschmack im Mund, leichter epigastrischer Schmerz, Appetitverlust	Exzessiver Hunger, Durst, trockener Mund, Verlangen, in kleinen Schlücken zu trinken, Brennschmerz im Epigastrium, trockene Kehle, trockener Husten, Müdigkeit/Hitzegefühle am Abend
Aussehen	Ausdruckslos-blass, ohne Glanz	Ausdruckslos-blass mit mehr Glanz, blass-gelb	Blass, Wangenröte, oberflächliche Röte über einer Blässe
Körperform	Etwas mager	Übergewichtig	Mager
Epigastrisches Gefühl	Leichter epigastrischer Schmerz, leichtes Schweregefühl im Epigastrium	Leichter epigastrischer Schmerz, Schwere-, Völle- und Spannungsgefühl im Epigastrium	Epigastrischer Brennschmerz, kein Spannungs-, Völle- oder Schweregefühl
Zunge	Blass, leicht geschwollen, dünnklebriger Belag, möglicherweise an einigen Stellen wurzellos, zentrale Magenfurche oder versprengte Magenfurchen, ganz leicht abgeschält im Zentrum, leichte transversale Milzfurchen an der Seite	Blass, geschwollen, möglicherweise leichte rote Ränder (wenn die Qi-Stagnation ausgeprägt ist), dickklebriger Belag	Normal oder rot, Magenfurche in der Mitte oder versprengte Magenfurchen, transversale Milzfurchen an der Seite, trocken, wie abgeschält in der Mitte

Tab. **1:** Fortsetzung

	Behausung der Mitte	**Stütze die Mitte**	**Jadequelle**
Puls	Schwach, etwas oberflächlich-leer, an der rechten mittleren Position	Schwach aber auch schlüpfrig, möglicherweise etwas saitenförmig (wenn die Qi-ausgeprägt ist)	Oberlächlich-leer, insbesondere in der rechten, mittleren Position, beschleunigt, falls Leere-Hitze vorliegt
Ätiologie	Unregelmäßigkeiten der Ernährung, schwache Yang-Ming-Konstitution, Überarbeitung	Unregelmäßigkeiten der Ernährung, zu viel fettes Essen, relativ starke Yang-Ming-Konstitution, exzessive körperliche Ertüchtigung	Unregelmäßigkeiten der Ernährung, Mahlzeiten am späten Abend, unregelmäßige Essenszeiten, Überarbeitung, Stress

Biege den Bambus

Dang Gui Radix Angelicae Sinensis
Chuan Xiong Rhizoma Chuanxiong
Shou Di Huang Radix Rehmanniae Praep.
Sang Ji Sheng Herba Taxilii
Bai Shao Radix Paeoniae Alba
Ju Hua Flos Chrysanthemi
Tian Ma Rhizoma Gastrodiae
Man Jing Zi Fructus Viticis
Bai Ji Li Fructus Tribuli
Gou Qi Zi Fructus Lycii
Fu Ling Poria
Zhi Gan Cao Radix Glycyrrhizae Praep.
Internat.: Bend Bamboo

Muster: Leber-Blut-Leere, die das Leber-Yang aufsteigen lässt.
Wirkweise: Nährt das Leber-Blut, senkt das Leber-Yang ab, stillt Kopfschmerzen.
Anwendungen: Chronische Kopfschmerzen, die manchmal entlang der Gallenblasen-Leitbahn und an den Geheimratsecken als pulsierender Schmerz, manchmal am Vertex als dumpfer Schmerz auftreten und von Übelkeit, Benommenheit sowie möglicherweise Erbrechen begleitet sind. Zu weiteren Symptomen gehören ein nachlassendes Gedächtnis, Kribbelparästhesien der Glieder, Verschwommensehen, trockene Haare und Haut, Hypomenorrhö.
Zunge: Blass und dünn.
Puls: Rau.

Erläuterung

Biege den Bambus ist eine neue Rezeptur, die geschaffen wurde, um das Leber-Blut zu nähren und gleichzeitig das aufsteigende Leber-Yang abzusenken. Der Zustand der Leber-Blut-Leere, welche zu einem aufsteigenden Leber-Yang führt (mit daraus resultierenden Kopfschmerzen, Migränen, Schwindelgefühlen, etc.), ist extrem häufig in der Praxis (insbesondere bei Frauen), aber es existieren noch keine dagegen gerichteten Fertigarzneimittel. Der Kern dieser Verschreibung wird von dem Dekokt aus vier Substanzen (Si Wu Tang) gebildet, welches das Blut nährt.

Aufsteigendes Leber-Yang kann aus vielen verschiedenen Zuständen heraus entstehen: Nieren-Yin-Leere, Nieren- und Leber-Yin-Leere, Nieren-Yin und Nieren-Yang-Leere und Leber-Blut-Leere. Die hier beschriebene Rezeptur eignet sich für aufsteigendes Leber-Yang, das hauptsächlich auf der Grundlage einer Leber-Blut-Leere entsteht. Sie eignet sich jedoch auch bei aufsteigendem Leber-Yang aufgrund einer Leber-Yin-Leere. Dies ist die häufigste Ursache für aufsteigendes Leber-Yang bei Frauen. Aus diesem Grund ist in solchen Fällen der Puls nahezu immer schwach, fein oder rauh und nicht saitenförmig, wie man bei Leber-Mustern erwarten würde.

Mental-emotionales Muster

Schlüsselwörter: Innerer Frieden.

Das Leber-Blut kann durch langanhaltende Traurigkeit geschwächt werden. Bei Frauen tritt dieser Zustand häufiger auf, insbesondere im Zusammenhang mit einem Blutverlust unter der Geburt. Dennoch spielen auch Wut, Frustration, Groll oder Hass eine Rolle bei der Entstehung dieses Musters, indem das Leber-Yang veranlasst wird, aufzusteigen. Es kann daher eine Kombination von Traurigkeit und Wut bestehen. Obwohl diese beiden Emotionen sich gegenseitig auszuschließen scheinen, so kann doch eine Situation zunächst eine Traurigkeit und einen Schockzustand bedingen, dem dann später Wut folgt.

In anderen Fällen kann die Leber-Blut-Leere aufgrund von Angst entstehen, und das aufsteigende Leber-Yang wird durch die daraus resultierende ständige Beunruhigung bedingt.

Vorsichtsmaßnahmen und Kontraindikationen

Die Kontraindikationen sind die gleichen wie für jede Rezeptur mit Blut-nährenden Kräutern, welche dazu neigen können, die Milz zu schwächen und Feuchtigkeit zu erzeugen, wenn sie über längere Zeit angewandt werden. Daher sollte das Rezept über einen Zeitraum von 3–4 Monaten mit einer einmonatigen Pause in der Mitte eingenommen werden. Alternativ dazu kann Akupunktur angewandt werden, um die Milz aufzufüllen und Feuchtigkeit umzuwandeln.

Zeitpunkt der Anwendung

Nach den Mahlzeiten einzunehmen.

Brokat-Sehnen

Dang Shen Radix Codonopsis
Dang Gui Radix Angelicae Sinensis
Chuan Xiong Rhizoma Chuanxiong
Bai Shao Radix Paeoniae Alba
Shou Di Huang Radix Rehmanniae Praep.
Gou Qi Zi Fructus Lycii
Sang Ji Sheng Herba Taxilii (Ramus Loranthi)
Sang Zhi Ramulus Mori
Wei Ling Xian Radix Clematidis
Mu Gua Fructus Chaenomelis
Wu Jia Pi Cortex Acanthopanacis
Xi Xian Cao Herba Siegesbeckiae
Ji Xue Teng Caulis Spatholobi
Fu Ling Poria
Yi Yi Ren Semen Coicis
Cang Zhu Rhizoma Atractylodes
Zhi Gan Cao Radix Glycyrrhizae Praep.
Internat.: Brocade Sinews

Muster: Chronisches Wind-Feuchtigkeits-(Bi)-Syndrom der Obturation mit Leber-Blut-Leere und/oder Leber-Yin-Leere.
Wirkweise: Nährt das Leber-Blut und das Leber-Yin, nutzt den Sehnen, vertreibt Wind-Feuchtigkeit aus den Gelenken.
Anwendungen: Chronische Reiz- und Schwellungszustände der Gelenke, Schwindel, Taubheits- und Kribbelgefühle der Glieder, Vergesslichkeit, Schlaflosigkeit, trockene Haut und trockene Haare, trockene Augen, Verschwommensehen.
Zunge: Blass und dünn, falls eine Leber-Blut-Leere besteht, oder rot und dünn ohne Belag, falls eine Leber-Yin-Leere besteht.
Puls: Rauh oder fein, möglicherweise nur auf der linken Seite. Im Falle einer Leber-Yin-Leere könnte der Puls in der tiefen Tastebene auf der linken Seite leer sein.

Erläuterung

Brokat-Sehnen ist eine völlig neue Rezeptur, welche auf das Austreiben von Wind-Feuchtigkeit aus den Gelenken und auf die Nährung der Leber zielt. Dies stimmt mit einem sehr häufigen Befund in der Praxis überein, wenn nämlich chronische rheumatische Schmerzen durch Wind und Feuchtigkeit in den Gelenken auf dem Hintergrund von Leber-Blut- oder Leber-Yin-Leere verursacht werden. Dies ist besonders häufig bei Frauen anzutreffen. Diese neue Formulierung wurde als notwendig erachtet, da die meisten bestehenden Fertigarzneimittel für chronische rheumatische Schmerzen sehr stark erwärmend sind. Da sehr viele Patienten (insbesondere Frauen) mit diesen chronischen rheumatischen Problemen an einer Leber-Blut- oder Leber-Yin-Leere mit mangelnder Ernährung der Sehnen leiden, sind warme oder heiße Kräuter kontraindiziert.

Mental-emotionales Muster

Schlüsselwörter: Zielstrebigkeit.

Der Patient wird den Mangel an Ausrichtung in seinem Leben empfinden und sich niedergedrückt fühlen. Es werden geistige Verwirrung und Ängste vor dem Unbekannten bestehen. Er oder sie wird ängstlich sein und Schwierigkeiten haben, nachts zu schlafen. Die Ruhe wird durch Träume gestört sein. Der Zustand wird häufig durch lange währende Traurigkeit (welche die Leber angreifen kann) in Kombination mit Schuldgefühlen hervorgerufen.

Vorsichtsmaßnahmen und Kontraindikationen
Die Rezeptur eignet sich zur Langzeitanwendung, da die übersättigend wirkenden Blut-auffüllenden Bestandteile der Rezeptur von den Kräutern, welche Feuchtigkeit umwandeln, ausgeglichen werden.

Zeitpunkt der Anwendung
Eine Dosis eine halbe Stunde vor dem Frühstück einnehmen.

Chemo-Adjuvans

Huang Qi Radix Astragali
Dang Shen Radix Codonopsis
Tai Zi Shen Radix Pseudostellariae
Ling Zhi Fructificatio Ganodermae Lucidi
Shan Yao Rhizoma Dioscoreae
Xi Yang Shen Radix Panacis Quinquefolii
Mu Dan Pi Cortex Moutan
Fu Ling Poria
Chen Pi Pericarpium Citri Reticulatae
Mai Men Dong Radix Ophiopogonis
Dang Gui Radix Angelicae Sinensis
Ban Xia Radix Pinelliae
Lu Gen Rhizoma Phragmitis
Nu Zhen Zi Fructus Ligustri Lucidi
Huang Jing Rhizoma Polygonati
Gan Cao Radix Glycyrrhizae
Internat.: Chemo-Support

Muster: Magen- und Milz-Qi-Leere, Magen- und Lungen-Yin-Leere, Nieren-Leere, Blut-Hitze, Feuchtigkeit.
Wirkweise: Füllt das Qi auf, nährt das Yin, kühlt das Blut, wandelt Feuchtigkeit um.
Anwendungen: Nebenwirkungen der Chemotherapie Müdigkeit, Übelkeit, Erbrechen, Haarausfall, Leukopenie und/oder Thrombopenie, schlechte Verdauung, Diarrhö.

Vorsichtsmaßnahmen und Kontraindikationen

Selbstverständlich sollte diese Rezeptur nur während der Anwendung einer Chemotherapie eingenommen werden.

Drainiere die Felder

Huo Xiang Herba Agastachis
Ban Xia Rhizoma Pinelliae
Fu Ling Poria
Xing Ren Semen Armeniacae Amarum
Yi Yi Ren Semen Coicis
Bai Dou Kou Fructus Amomi Rotundus
Zhu Ling Polyporus
Dan Dou Chi Semen Sojae Praeparatum
Ze Xie Rhizoma Alismatis
Hou Po Cortex Magnoliae Officinalis
Zhi Gan Cao Radix Glycyrrhizae Praep.
Huang Qi Radix Astragali
Bai Zhu Rhizoma Atractylodes Macrocephalae
Sha Ren Fructus Amomi
Pei Lan Herba Eupatori
Lu Gen Rhizoma Phragmitis
Internat.: Drain Fields

Muster: Feuchtigkeit in der Mitte und den Muskeln und Milz-Qi-Leere.
Wirkweise: Wandelt Feuchtigkeit um, füllt das Qi auf.
Anwendungen: Epigastrisches Druckgefühl, Benommenheit, Konzentrationsmangel, Vergesslichkeit, Schweregefühl, Müdigkeit, schmerzende Muskeln, unangenehme Geschmacksempfindungen, Übelkeit, schlechter Appetit, breiige Stühle.
Zunge: Klebrig-weißer Belag.
Puls: Schlüpfrig und schwach.

Erläuterung
Drainiere die Felder ist eine Variation des „Agastache-Magnolia-Pinellia-Poria-Dekokts" (Huo Po Xia Ling Tang), die zur Ausleitung von Feuchtigkeit, insbesondere bei postviralen Syndromen (myalgische Enzephalomyelitis, chronisches Müdigkeits- und Immun-Dysfunktions-Syndrom), benutzt wird. Die Rezeptur kann in allen Fällen angewandt werden, die hauptsächlich durch die Retention von Feuchtigkeit (ohne Hitze) gekennzeichnet sind. Die Müdigkeit und Erschöpfung, welche die Patienten mit einem postviralen Syndrom verspüren, sollte uns nicht automatisch zu auffüllenden Maßnahmen veranlassen. Falls die Zunge einen dicken, klebrigen Belag aufweist, der Puls hauptsächlich schlüpfrig und voll ist und die Symptome auf eine ausgeprägte Retention von Feuchtigkeit hinweisen (was sich hauptsächlich in deutlichen Muskelschmerzen äußert), ist es angemessen, die Feuchtigkeit zu eliminieren, bevor das Qi des Körpers aufgefüllt wird. Diese Rezeptur ist idealerweise für diesen Zweck geeignet, da sie auf die Umwandlung von Feuchtigkeit in den Muskeln (was sich als Muskelschmerz mit Schweregefühl äußert), am Kopf (was sich als Gefühl der Benebeltheit des Hirns und Beeinträchtigung des Denkens äußert) und in Magen und Milz (was sich als epigastrisches Völlegefühl, Übelkeit, unangenehmer Geschmack und schlechter Appetit äußert) hin konzipiert wurde. Huang Qi Radix Astragali und Bai Zhu Rhizoma Atractylodes Macrocephalae wurden hinzugefügt, um das Qi aufzufüllen. Sha Ren Fructus Amomi und Pei Lan Herba Eupatori sind zwei ätherische Kräuter, welche Feuchtigkeit in den Muskeln umwandeln. Lu Gen Rhizoma Phragmitis wur-

de hinzugefügt, um jede Form von Hitze zu klären und um die Übelkeit zu stillen.

Diese Rezeptur sollte gewählt werden, wenn der Fülle-Aspekt ausgeprägter als die Leere ist. Falls die Leere überwiegt, sollte die Anwendung von Fülle das Qi auf und erleichtere die Muskeln erwogen werden. Wenn Feuchtigkeit-Hitze und nicht Feuchtigkeit allein vorhanden ist, sollte Erleichtere die Muskeln benutzt werden.

Mental-emotionales Muster

Schlüsselwörter: Klarer Geist.

Neben der viralen Genese des Krankheitszustands kann das Zustandsmuster auch durch Schwermut, Sorge und übertriebenes Nachdenken über lange Zeit hervorgerufen werden. Dem Patienten wird es schwer fallen, aus den für seinen Krankheitszustand typischen mental-emotionalen Mustern auszubrechen. Genauso wie Feuchtigkeit auf der physischen Ebene zäh und schwer abzustreifen ist, so wird der Patient auf der mentalen Ebene von quälenden Gedanken beherrscht sein, derer er sich schwer entledigen kann.

Vorsichtsmaßnahmen und Kontraindikationen

Unter der Voraussetzung, dass klare Anzeichen und Symptome von Feuchtigkeit vorhanden sind, gibt es keine spezifischen Kontraindikationen für diese Rezeptur.

Klassischer Vorläufer

Huo Po Xia Ling Tang (Agastache-Magnolia-Pinellia-Poria-Dekokt).

Drainiere Feuer

Long Dan Cao Radix Gentianae
Huang Qin Radix Scutellariae
Shan Zhi Zi Fructus Gardeniae
Ze Xie Rhizoma Alismatis
Tong Cao Medulla Tetrapanacis
Che Qian Zi Semen Plantaginis
Sheng Di Huang Radix Rehmanniae
Dang Gui Radix Angelicae Sinensis
Chai Hu Radix Bupleuri
Gan Cao Radix Glycyrrhizae
Suan Zao Ren Semen Ziziphi Spinosae
Yuan Zhi Radix Polygalae
Tian Ma Rhizoma Gastrodiae
Ju Hua Flos Chrysanthemi
Gou Teng Ramulus Uncariae cum Uncis
Dan Zhu Ye Herba Lophatheri
Lian Xin Plumus Nelumbinis
Internat.: Drain Fire

Muster: Leber-Feuer, Herz-Feuer, Feuchtigkeit-Hitze im Oberen und Unteren Erwärmer.
Wirkweise: Drainiert Leber-Feuer, drainiert Herz-Feuer, klärt Hitze, wandelt Feuchtigkeit um, beruhigt die Geisteskraft, festigt die Ätherseele.
Anwendungen: Kopfschmerzen, Reizbarkeit, Neigung zu Wutausbrüchen, gerötetes Gesicht, bitterer Mundgeschmack, Tinnitus, Benommenheit, blutunterlaufene Augen, Durst, Verstopfung, trockener Stuhl, wenig und dunkler Urin, Nasenbluten, Hämaturie, Blutstuhl, Hitzeempfindungen, Unruhe, Agitiertheit, Schlaflosigkeit, traumgestörter Schlaf, Ohrinfektionen, Zungengeschwüre, Zystitis mit Brenngefühl bei der Miktion, Urethritis, Vaginitis, gelblicher Vaginalausfluss, starke Periodenblutung.
Zunge: Rot mit noch röteren und geschwollenen Rändern, rote Punkte auf den Rändern und der Spitze, gelber Belag.
Puls: Saitenförmig und beschleunigt.

Erläuterung
Drainiere Feuer ist eine sehr wichtige Rezeptur mit einer weitreichenden klinischen Anwendung. Zunächst einmal drainiert sie Leber- und Herz-Feuer. Um dies zu erklären, müssen wir uns über den Unterschied zwischen 'Feuer' und 'Hitze' im Klaren sein. Feuer und Hitze haben offensichtlich den gleichen Charakter, aber es bestehen wichtige Unterschiede zwischen ihnen. Hitze ist weniger ausgeprägt und oberflächlicher als Feuer, und sie wird üblicherweise mit scharf-kalten Kräutern 'geklärt'. Der scharfe Geschmack schiebt die Hitze nach außen an die Oberfläche. Beispiele für scharf-kalte Kräuter sind Shi Gao Gypsum fibrosum und Dan Zhu Ye Herba Lophatheri. Die Methode, Hitze mit scharf-kalten Kräutern zu klären, wird angewandt bei Fällen von Hitze, in denen der Puls normalerweise überflutend ist. Diese Pulsqualität zeigt an, dass das Feuer recht oberflächlich ist. Feuer ist stärker ausgeprägt und sitzt tiefer als die Hitze. Die Tiefe wird durch den tiefen und vollen Puls widergespiegelt. Feuer kann nicht wie Hitze nach außen geschoben werden; es muss mit bitter-kalten Kräutern nach unten drainiert werden. Während der scharfe Geschmack die Hitze nach außen schiebt,

lässt der bittere Geschmack das Qi sich nach unten bewegen und drainiert das Feuer nach unten, üblicherweise durch die Darmbewegungen. Ein klassisches Beispiel für ein bitter-kaltes Arzneimittel zur Drainierung von Feuer ist Da Huang Radix et Rhizoma Rhei, welches Feuer über die Defäkation drainiert. Dennoch drainieren auch andere bitter-kalte Kräuter Feuer über die Defäkation (allerdings weniger offensichtlich als Da Huang), so zum Beispiel Long Dan Cao Radix Gentianae, Huang Qin Radix Scutellariae, Huang Lian Rhizoma Coptidis, Huang Bo Cortex Phellodendri und Tong Cao Medulla Tetrapanacis. Um eine Idee von Hitze-klärenden und Feuer-drainierenden Kräutern etwa am Beispiel des Herzens zu bekommen, seien Zhu Ye, welches Herz-Hitze klärt, und Mu Tong, welches Herz-Feuer drainiert, genannt.

Feuer zeitigt drei Effekte, welche bei Hitze nicht auftreten: es ist stärker austrocknend (daher die trockenen Stühle, der Durst und die verminderte Urinproduktion), es affiziert stärker die Geisteskraft (daher die Neigung zu Wutausbrüchen, die Agitiertheit, die Schlaflosigkeit, und, in schweren Fällen, Geisteskrankheiten), und es verursacht Blutungen (daher die Epistaxis, die Hämaturie und die Blutstühle). Leber-Hitze (oft verbunden mit oder entstanden aus aufsteigendem Leber-Yang) zum Beispiel kann sich in Kopfschmerzen, Reizbarkeit, Benommenheit, Hitzeempfindungen und einem geröteten Gesicht äußern, jedoch wird sich Leber-Hitze (zusätzlich zu den oben genannten Symptomen) in einem intensivem Durstempfinden, trockenen Stühlen, verminderter Urinproduktion, einem bitteren Mundgeschmack, Wutausbrüchen und möglicherweise Nasenbluten bemerkbar machen.

Wir müssen uns daher im klaren darüber sein, dass die vorliegende Rezeptur Feuer drainiert und weniger Hitze klärt, und dass sie aus diesem Grund nur beim Vorliegen bestimmter unabdingbarer Symptome anwendbar ist, welche sind:

- Eine rote Zunge mit einem trockenen, gelben Belag
- Ein saitenförmiger, beschleunigter und relativ tiefer Puls
- Ein bitterer Mundgeschmack, Durst und trockene Stühle

Aufgrund des komplexen Verlaufs der Leber-Leitbahn und des profunden Einflusses des Leber-Qi auf andere Organe kann Leber-Feuer Symptome in vielen verschiedenen Systemen hervorrufen. Zunächst einmal, aufgrund des aufsteigenden Charakters des Feuers, entstehen Kopfschmerzen, eine Gesichtsrötung, Wutausbrüche, Tinnitus und Ohrinfektionen. Leber-Feuer affiziert die Eingeweide und ruft trockene Stühle und Verstopfung hervor, affiziert die gynäkologischen Organe und ruft heftige Periodenblutungen hervor, affiziert die Ausscheidungsorgane und verursacht Brennen bei der Miktion, affiziert die Geisteskraft und führt zu Schlaflosigkeit, Agitiertheit und traumgestörtem Schlaf.

Neben dem Gebrauch bei Leber- und Herz-Feuer kann diese Rezeptur auch für Feuchtigkeit-Hitze im Oberen oder Unteren Erwärmer benutzt werden: im Oberen Erwärmer für Probleme wie Ohrinfektionen aufgrund von Feuchtigkeit-Hitze in der Gallenblasen-Leitbahn, und im Unteren Erwärmer für Feuchtigkeit-Hitze im Urogenitalsystem, die eine Zystitis, Urethritis oder Vaginitis hervorruft. Long Dan Cao Radix Gentianae ist die Regentenarznei der Rezeptur, welche Leber-Feuer drainiert und Feuchtigkeit-Hitze umwandelt. Huang Qin Radix Scutellariae und Shan Zhi Zi Fructus Gardeniae assistieren Long Dan Cao bei dem Drainieren des Feuers und dem Umwandeln der Feuchtigkeit-Hitze. Tong Cao Medulla Tetrapanacis, Che Qian Zi Semen Plantaginis und Ze Xie Rhizoma Alismatis helfen, das Feuer und die Feuchtigkeit-Hitze über den Urin zu drainieren. Dang Gui Radix Angelicae Sinensis und Sheng Di Huang Radix Rehmanniae nähren das Leber-Blut und helfen, die Leber zu befrieden. Chai Hu Radix Bupleuri, die Botschafterarznei, dirigiert die Rezeptur in die Leber-Leitbahn. Ich habe Suan Zao Ren Semen Ziziphi Spinosae und Yuan Zhi Radix Polygalae hinzugefügt, um die Geisteskraft zu beruhigen und die Äther-Seele zu festigen. Tian Ma Rhizoma Gastrodiae, Ju Hua Flos Chrysanthemi und Gou Teng Ramulus Uncariae Cum Uncis wurden hinzugefügt, um das Leber-Yang abzusenken und Kopfschmerzen sowie Benommenheit zu behandeln. Dan Zhu Ye Herba Lophatheri und Lian Xin Plumus Nelumbinis wurden hinzugefügt, um Herz-Hitze zu klären, Herz-Feuer zu drainieren und die Geisteskraft zu beruhigen.

Mental-emotionales Muster

Schlüsselwörter: Versöhnlichkeit.

Wut, Frustration, Groll und Hass führen typischerweise zur Entwicklung dieses Zustandsmusters über eine lange Zeit. Die gleichen Emotionen können auch eine Leber-Qi-Stagnation herbeiführen. Warum nun verursachen diese emotionalen Inhalte manchmal Leber-Qi-Stagnation und manchmal Leber-Feuer? Dies hängt weitgehend von der Persönlichkeit und dem Fünf-Wandlungsphasen-Typ des Betroffenen ab. Introvertierte Menschen werden eher zur Entwicklung einer Leber-Qi-Stagnation tendieren, wenn sie an den oben beschriebenen Emotionen leiden, und ihren Ärger unterdrücken, während extrovertierte Menschen eher zur Entwicklung von Leber-Feuer neigen und ihren Ärger äußern. In gleicher Weise wird ein Feuer-Typ (kurze Statur, dick-rundlicher Körperbau, kleine Hände, schneller Gang, starke Libido, viel redend und lachend), der den oben angeführten Emotionen ausgesetzt ist, zur Entwicklung von Leber-Feuer neigen, während ein Holz-Typ (groß, dünn, sehnig) eher zur Entwicklung einer Leber-Qi-Stagnation tendiert. Man sagt häufig, dass man 'den Ärger ausleben soll'. Dies wird allerdings nur bei der Leber-Qi-Stagnation, wenn der Ärger unterdrückt wird, helfen. Bei Leber-Feuer ist es unter Umständen nicht hilfreich, den Ärger zu äußern, da so die Situation möglicherweise verschlimmert wird, indem noch Öl auf das Feuer gegossen wird.

Natürlich können auch andere Faktoren, wie der exzessive Genuss von scharf gewürzten Speisen und Alkohol, eine Rolle in der Entstehung dieses Zustands spielen.

Vorsichtsmaßnahmen und Kontraindikationen

Diese Rezeptur richtet sich gegen Feuer und darf daher nur angewandt werden, wenn klare Manifestationen von Feuer vorhanden sind, wie oben ausgeführt. Solange die Diagnose von Leber-Feuer korrekt gestellt ist, gibt es keine spezifischen Kontraindikationen für diese Rezeptur. Es handelt sich offensichtlich nicht um eine auffüllende Rezeptur, die daher nicht zeitlich uneingeschränkt angewandt werden sollte. Da sie bitter-kalte Kräuter enthält, kann ein Gebrauch über lange Zeit die Milz schädigen. Akupunkteure können dies verhindern, indem sie darauf achten, im Verlauf der Behandlung die Milz mit Punkten wie Ren 12 Zhongwan, Ma 36 Zusanli und Bl 20 Pishu zu unterstützen.

Klassischer Vorläufer

Long Dan Xie Gan Tang (Dekokt von Gentiana zum Drainieren der Leber).

Erhelle das Augenlicht

Dang Gui Radix Angelicae Sinensis
Shou Di Huang Radix Rehmanniae Praep.
Chuan Xiong Rhizoma Chuanxiong
Bai Shao Radix Paeoniae Alba
Gou Qi Zi Fructus Lycii
Tu Si Zi Semen Cuscutae
Nu Zhen Zi Fructus Ligustri Lucidi
Ju Hua Flos Chrysanthemi
Man Jing Zi Fructus Viticis
Mi Meng Hua Flos Buddleiae
Bai Ji Li Fructus Tribuli
Shou Wu Radix Polygoni Multiflori
Da Zao Fructus Jujubae
Internat.: Brighten the Eyes

Muster: Leber-Blut-Leere und Nieren-Leere, so dass die Augen nicht genährt werden.
Wirkweise: Nährt das Leber-Blut und die Nieren, erhellt das Augenlicht.
Anwendungen: Dumpfe Kopfschmerzen aufgrund von Leber-Blut-Leere, insbesondere bei Lokalisation um die Augen und Augenbrauen, Verschwommensehen, Mouches volantes, Fremdkörpergefühl, müde Augen, trockene Augen, Benommenheit, Abgeschlagenheit, matt-blasser Gesichtsausdruck, Oligomenorrhö, Niedergeschlagenheit, Schlaflosigkeit (Einschlafstörungen), leichte Unruhe, Kribbelparästhesien der Glieder, Vergesslichkeit, untere Rückenschmerzen, leichter Tinnitus, trockene Haare.
Zunge: Blass, insbesondere an den Rändern, dünn.
Puls: Rau oder fein.

Erläuterung

Es handelt sich um eine neue Rezeptur, welche auf dem „Dekokt aus vier Substanzen“ (Si Wu Tang) basiert und um Kräuter ergänzt wurde, welche die Nieren nähren und das Augenlicht erhellen, wie Tu Si Zi Semen Cuscutae, Gou Qi Zi Fructus Lycii und Nu Zhen Zi Fructus Ligustri Lucidi. Diese Rezeptur kann bei Leere sowohl des Nieren-Yin als auch des Nieren-Yang, die möglicherweise mit einer Blutleere kombiniert ist, wie weiter unten erläutert, angewandt werden. Shou Wu Radix Polygoni Multiflori wurde hinzugefügt, da es das Blut und die Augen nährt. Ju Hua Flos Chrysanthemi, Man Jing Zi Fructus Viticis und Bai Ji Li Fructus Tribuli wurden hinzugefügt, um das Augenlicht zu erhellen. Da Zao Fructus Jujubae wurde hinzugefügt, um das Blut zu beleben. Dies ist notwendig, wenn mehrere Blut-nährende Arzneien benutzt werden.

Die Verschreibung ist insofern neu, als darin das Nähren des Blutes mit der Stärkung der Nieren kombiniert wird. Allerdings steht das Nähren des Blutes im Vordergrund. Dies angesichts des Umstandes, dass der Uterus (als ein Extra-Fu-Organ) Blut speichert und funktionell mit den Nieren verbunden ist (über das Bao Mai, ein Gefäß, welches den Uterus mit den Nieren verbindet, sowie durch die Außerordentlichen Gefäße Ren Mai und Du Mai).

Die Rezeptur eignet sich für einen großen Bereich von Störungen, die von einer Leber-Blut- und Nieren-Leere herrühren. Dies ist auch die häufigste Wurzel chronischer Augenerkrankungen in der Praxis.

Wenn das zugrunde liegende Zustandsmuster der Rezeptur entspricht, kann diese auch für andere Symptome, die sich am Kopf präsentieren, wie etwa Benommenheit oder Kopfschmerzen, angewandt werden.

Obwohl Erhelle das Augenlicht für Augenprobleme konzipiert wurde, die auf einer Leber-Blut-Leere fußen, kann sie auch als eine allgemeine Blut-auffüllende Verschreibung angewandt werden, da sie auf der Rezeptur Si Wu Tang Dekokt aus vier Substanzen mit dem Zusatz von anderen Blut-auffüllenden Arzneien basiert. Als eine Blut-auffüllende Rezeptur ist sie insbesondere für Frauen geeignet, da sie auch die Nieren nährt.

Mental-emotionales Muster

Schlüsselwörter: Inneres Sehen.

Die Person kann sich leicht niedergeschlagen fühlen. Ihr fehlt die Ausrichtung im Leben. Er oder sie wird unentschlossen angesichts notwendiger Zielsetzungen sein und sich nicht in der Lage fühlen, das eigene Leben zu planen. Diese Zustände gehen auf eine Leber-Blut-Leere, wodurch die Äther-Seele (Hun) sich nicht verwurzeln kann, zurück. Genauso wie diese Rezeptur dem Augenlicht durch Nähren des Leber-Yin hilft, wird auf der mental-spirituellen Ebene die Äther-Seele verwurzelt, und die Person gewinnt die individuelle spirituelle „Vision".

Vorsichtsmaßnahmen und Kontraindikationen

Viele der Blut-nährenden Kräuter können eine Tendenz zur Schwächung der Milz und Vermehrung von Feuchtigkeit aufweisen, wenn sie über mehrere Monate ohne Unterbrechung angewandt werden. Daher sollte die Rezeptur entweder intermittierend angewandt oder mit einer Akupunktur, die auf die Auffüllung der Milz und die Umwandlung von Feuchtigkeit zielt, kombiniert werden.

Zeitpunkt der Anwendung

Nach den Mahlzeiten einzunehmen, wenn die Anwendung bei Augenproblemen erfolgt.

Erleichtere dem Yang die Reise

Sheng Di Huang Radix Rehmanniae
Shan Yao Rhizoma Dioscoreae
Shan Zhu Yu Fructus Corni
Gou Qi Zi Fructus Lycii
Lu Jiao Jiao Colla Cornu Cervi
Tu Si Zi Semen Cuscutae
Du Zhong Cortex Eucommiae
Dang Gui Radix Angelicae Sinensis
Rou Gui Cortex Cinnamomi
Zhi Gan Cao Radix Glycyrrhizae Praep.
Zhi Mu Rhizoma Anemarrhenae
Mu Li Concha Ostreae
Qin Jiao Radix Gentianae Macrophyllae
Di Gu Pi Cortex Lycii
Internat.: Ease the Journey - Yang

Muster: Nieren-Yang-Leere, abnehmendes Feuer des Tores der Lebensbestimmung (Mingmen), leichte Blutleere.
Wirkweise: Wärmt das Nieren-Yang und füllt es auf, mehrt die Essenz, nährt das Blut, stärkt die Kräfte der Selbstverwirklichung.
Anwendungen: Hitzewallungen mit Schweißausbrüchen, Kälteempfindlichkeit, kalte Füße, kalte Glieder, Rückenschmerzen, Benommenheit, Tinnitus, Niedergeschlagenheit, Erschöpfung, breiige Stühle, häufiger und heller Urin, leichte Harninkontinenz, Knöchelödeme.
Zunge: Blass, feucht.
Puls: Tief und schwach, insbesondere in den hinteren Positionen.

Erläuterung

Erleichtere dem Yang die Reise ist eine Variation der klassischen Verschreibung „Arzneikugel zur Wiederherstellung der rechten [Niere]" (You Gui Wan). Die Rezeptur Erleichtere dem Yang die Reise wurde aufgestellt, um einer häufigen klinischen Situation zu begegnen, in welcher eine Leere von Yin wie auch Yang vorliegt, allerdings mit einem Überwiegen der Nieren-Yang-Leere. Obwohl die Leere des Nieren-Yang vorherrschend ist, so entsteht doch aus dem Nieren-Yin-Leere-Anteil etwas Leere-Hitze. Zhi Mu Rhizoma Anemarrhenae, Di Gu Pi Cortex Lycii und Qin Jiao Radix Gentianae Macrophyllae wurden in kleinen Dosierungen hinzugefügt, um Leere-Hitze zu klären. Mu Li Concha Ostreae nährt das Yin, senkt aufsteigendes Yang ab und stoppt das Schwitzen. Dennoch muss betont werden, dass diese Rezeptur nur angewandt werden sollte, wenn die Leere des Nieren-Yang die des Nieren-Yin überwiegt und die Zunge daher definitiv blass ist.

Mental-emotionales Muster

Schlüsselwörter: Entschlossenheit.

Furcht, Schreck und Schuldgefühle können die Nieren verletzen und diesen Zustand hervorrufen.

Die Patientin wird sich mental und physisch erschöpft fühlen, sie wird niedergeschlagen sein und ihr werden Willenskraft und Initiative fehlen. Sie wird im Grunde genommen jede Hoffnung auf eine Besserung, einen Neubeginn oder eine Veränderung in ihrem Leben aufgegeben haben. Alles erscheint ihr zu anstrengend.

Vorsichtsmaßnahmen und Kontraindikationen

Unter der Voraussetzung, dass die Zunge blass ist und klare Zeichen der Nieren-Leere vorhanden sind, gibt es keine spezifischen Kontraindikationen.

Klassischer Vorläufer
You Gui Wan (Arzneikugel zur Wiederherstellung der rechten [Niere]).

Zeitpunkt der Anwendung
Morgens sollte eine größere Dosis eingenommen werden, idealerweise mit leicht gesalzenem, heißem Wasser.

Erleichtere dem Yin die Reise

Sheng Di Huang Radix Rehmanniae
Shan Yao Rhizoma Dioscoreae
Shan Zhu Yu Fructus Corni
Gou Qi Zi Fructus Lycii
Huai Niu Xi Radix Achyranthis Bidentatae
Tu Si Zi Semen Cuscutae
Lu Jiao Shuang Cornu Cervi Degelatinatum
Gui Ban Jiao Colla Carapacis et Plastri Testudinis
Zhi Gan Cao Radix Glycyrrhizae Praep.
Ze Xie Rhizoma Alismatis
Qin Jiao Radix Gentianae Macrophyllae
Tian Men Dong Radix Asparagi
Mu Dan Pi Cortex Moutan
Di Gu Pi Cortex Lycii
Mu Li Concha Ostreae
Suan Zao Ren Semen Ziziphi Spinosae
Internat.: Ease the Journey - Yin

Muster: Nieren-Yin mit Leere Hitze.
Wirkweise: Nährt das Nieren-Yin und die Essenz, klärt Leere-Hitze.
Anwendungen: Benommenheit, Tinnitus, muskelkaterähnliche Beschwerden im Rücken und in den Beinen, Nachtschweiß, trockener Mund und Rachen am Abend, Hitzewallungen mit Schweißausbrüchen, Hitzeempfindungen und unbestimmte innere Unruhe gegen Abend, Durst mit dem Verlangen, in kleinen Schlücken zu trinken, Erschöpfung, Niedergeschlagenheit, trockene Stühle, trockene Vagina.
Zunge: Das Erscheinungsbild kann von einem fast normal gefärbten Zungenkörper (mit einer Tendenz zum Roten) mit einem wurzellosen Belag bis zu einem roten Zungenkörper mit völlig fehlendem Belag reichen, abhängig von dem Ausmaß der Yin-Leere.
Puls: Oberflächlich und leer, oder schwach in den beiden hinteren Positionen und relativ überflutend in den beiden vorderen Positionen (das letztere Pulsbild wäre besonders häufig bei menopausalen Beschwerden), oder fein und beschleunigt, falls deutlichere Leere-Hitze vorliegt.

Erläuterung

Erleichtere dem Yin die Reise ist eine Variation der klassischen Verschreibung „Arzneikugel zur Wiederherstellung der linken [Niere]“ (Zuo Gui Wan). Die Rezeptur Erleichtere dem Yin die Reise wurde aufgestellt, um der sehr häufigen klinischen Situation bei Frauen zu begegnen, in welcher eine Leere sowohl von Nieren-Yin wie auch Nieren-Yang vorliegt. In der Praxis wird dies eher die Regel denn die Ausnahme sein, insbesondere in der Menopause. Das Nieren-Yin ist die Substanz, die Essenz, das Nieren-Yang ist die Funktion. Die beiden sind voneinander abhängig und untrennbar miteinander verbunden, weshalb sie auch in der Regel beide in einer Leere stehen. Dennoch wird immer ein Überwiegen der Yin- oder der Yang-Leere zu beobachten sein, was sich leicht an der Zunge festmachen lässt: wenn die Zunge rot ist, dann liegt vornehmlich eine Nieren-Yin-Leere vor, ist sie blass, dann ist die Yang-Leere stärker ausgeprägt. Die Rezeptur Erleichtere dem Yin die Reise zielt auf die Behandlung menopausaler Probleme, die sich aus einer Leere sowohl von Yin als auch von Yang ergeben, jedoch mit einem Überwiegen der Nieren-Yin-Leere. Ze Xie Rhizoma Alismatis, Qin Jiao Radix Gentianae Macrophyllae und Di Gu Pi Cortex Lycii wurden hinzugefügt, um Leere-Hitze zu klären. Tian Men Dong Radix Asparagi wurde hinzugefügt, um das Lungen- und Nieren-Yin zu nähren, und Trockenheit zu befeuchten. Mu Dan Pi Cortex Moutan klärt Hitze, kühlt das Blut und kehrt in die Leber ein, wodurch die Reizbarkeit gemildert wird. Mu Li Concha Ostreae wurde hinzugefügt, um das Yin zu nähren, senkt das aufsteigende Yang ab und stoppt den Schweiß. Suan Zao Ren Semen Ziziphi Spinosae befriedet die Leber, beruhigt die Geisteskraft und festigt die Äther-Seele. Da die Arznei sauer ist, stoppt sie ebenfalls den Schweiß.

Obwohl diese Rezeptur für menopausale Beschwerden entwickelt wurde, ist die Anwendung nicht auf dieses besondere Problem beschränkt. Die Rezeptur kann sowohl bei Frauen als auch bei Männern angewandt werden, sofern eine deutliche Nieren-Yin-Leere mit klaren Symptomen der Leere-Hitze vorliegt.

Mental-emotionales Muster

Schlüsselwörter: Selbstverleugnung.

Das Zustandsmuster entsteht aus lange währenden Schuldgefühlen oder aus Furcht. Diese beiden Emotionen schwächen die Niere und die Kräfte der Selbstverwirklichung. Diese Patienten werden dazu neigen, viel von sich an die Familienmitglieder abzugeben, bis zu dem Punkt der Selbstverleugnung. Das Leben wird an ihnen vorübergehen, und wenn ihr Leben zur Neige geht, werden sie vielleicht realisieren, dass sie mehr Zeit anderen Menschen als sich selbst gewidmet haben.

Vorsichtsmaßnahmen und Kontraindikationen

Unter der Voraussetzung, dass die Zunge rot ist, und klare Zeichen der Nieren-Leere vorhanden sind, gibt es keine spezifischen Kontraindikationen.

Klassischer Vorläufer

Zuo Gui Wan (Arzneikugel zur Wiederherstellung der linken [Niere]).

Zeitpunkt der Anwendung

Abends sollte eine größere Dosis eingenommen werden, mit leicht gesalzenem, heißem Wasser.

Erleichtere die Muskeln

Huang Lian Rhizoma Coptidis
Hou Po Cortex Magnoliae Officinalis
Shi Chang Pu Rhizoma Acori Tatarinowii
Ban Xia Rhizoma Pinelliae
Dan Dou Chi Semen Sojae Praep.
Shan Zhi Zi Fructus Gardeniae
Lu Gen Rhizoma Phragmitis
Huang Qi Radix Astragali
Bai Zhu Rhizoma Atractylodes Macrocephalae
Sha Ren Fructus Amomi
Yi Yi Ren Semen Coicis
Huo Xiang Herba Agastachis
Fu Ling Poria
Internat.: Ease the Muscles

Muster: Im Inneren sich ansammelnde Schleimfeuchtigkeit.
Wirkweise: Klärt Hitze, wandelt Feuchtigkeit um, ordnet das Qi, harmonisiert die Mitte.
Anwendungen: Müdigkeit, Schweregefühl, Gefühl der Benebeltheit im Kopf, Konzentrationsschwäche, Vergesslichkeit, Muskelschmerzen, leichte Ermüdbarkeit der Muskeln, Hitzeempfindungen, epigastrisches Druckgefühl, ekliger oder bitterer Mundgeschmack, Appetitverlust, breiige Stühle.
Zunge: Rot oder leicht rötlich mit einem klebrig-gelben Belag. Selbst wenn die Zunge nicht rot ist, so kann doch ein klebrig-gelber Belag als wichtiger Indikator zur Verschreibung dieser Rezeptur beim Patienten gelten.
Puls: Schlüpfrig, möglicherweise nur auf der rechten Seite.

Erläuterung
Erleichtere die Muskeln ist eine gut erprobte Variation des „Coptis-Magnolia-Trunks“ (Lian Po Yin). Diese Rezeptur hat sich als außerordentlich effektiv in der Beseitigung von Feuchtigkeit-Hitze erwiesen, welche Störungen im Sinne des postviralen Syndroms verursacht. Sie kann in allen Fällen angewandt werden, in denen der Zustand vornehmlich von Feuchtigkeit-Hitze-Retention gekennzeichnet ist. Die von den Patienten mit einem postviralen Syndrom verspürte Müdigkeit und Erschöpfung sollte uns nicht automatisch zu einer Auffüllung verleiten. Wenn die Zunge einen dicken, klebrig-fetten, gelben Belag aufweist, der Puls überwiegend schlüpfrig und voll ist, und die Symptome auf eine ausgesprochene Feuchtigkeit-Hitze-Retention hinweisen (was sich hauptsächlich in einem ausgeprägten Muskelschmerz äußert), dann kann man ruhig Feuchtigkeit-Hitze beseitigen bevor man das Qi des Körpers auffüllt. Die Rezeptur Erleichtere die Muskeln eignet sich ideal für diesen Zweck, da sie auf die Umwandlung von Feuchtigkeit und die Klärung von Hitze aus den Muskeln (Muskelschmerz mit Schweregefühl), aus dem Kopfbereich (des Gehirns und behindertes Denken) sowie aus Magen und Milz (epigastrisches Völlegefühl, Übelkeit, Durst, klebrig-bitterer Geschmack, schlechter Appetit) zielt. Huang Qi Radix Astragali, und Bai Zhu Rhizoma Atractylodes Macrocephalae wurden hinzugefügt, um eine gewisse Auffül-

lung in den Prozess der Elimination mit einzubringen, weil bei chronischen Zuständen immer etwas Leere in der Fülle ruht. Sha Ren Fructus Amomi und Huo Xiang Herba Agastachis sind zwei ätherische Kräuter, welche Feuchtigkeit in den Muskeln umwandeln, und daher gegen die Muskelschmerzen, die Ermüdung und das Schweregefühl gerichtet sind. Yi Yi Ren Semen Coicis und Fu Ling Poria drainieren die Feuchtigkeit via Urination und wurden hinzugefügt, um die allgemeine Feuchtigkeit-umwandelnde Wirkung der Rezeptur zu verstärken. Diese Rezeptur sollte gewählt werden, wenn der Fülle-Aspekt die Leere überwiegt. Falls die Leere überwiegt, sollte die Anwendung der Rezeptur Fülle das Qi auf und erleichtere die Muskeln erwogen werden. Falls Schleim ohne Hitze vorliegt, ist Drainiere die Felder anzuwenden.

Mental-emotionales Muster

Schlüsselwörter: Klarer Geist.

Neben der viralen Genese der Problematik wird das Zustandsmuster auch durch Grübelei, Sorge und übertriebenes Nachdenken über eine längere Zeit hervorgerufen. Dem Patienten wird es schwer fallen, aus den für seinen Zustand typischen mental-emotionalen Mustern auszubrechen. Genauso wie Feuchtigkeit auf der physischen Ebene zäh und schwer abzustreifen ist, so wird der Patient auf der mentalen Ebene von quälenden Gedanken beherrscht sein, derer er sich schwer entledigen kann. Da dieses Zustandsmuster durch Hitze charakterisiert ist, wird ebenfalls eine gewisse innere Unruhe und geistige Rastlosigkeit bestehen.

Vorsichtsmaßnahmen und Kontraindikationen

Die Verschreibung kann über mehrere Monate angewandt werden, da sie die Umwandlung von Schleimfeuchtigkeit mit einer gewissen Auffüllung kombiniert. Weil die Rezeptur sich direkt mit Schleimfeuchtigkeit beschäftigt, kann gegebenenfalls der Akupunkteur in der Kombination von Arznei und Nadel seine Aufmerksamkeit auf das Auffüllen des Qi lenken.

Klassischer Vorläufer

Lian Po Yin (Coptis-Magnolia-Trunk).

Erlöse den Mond

Chai Hu Radix Bupleuri
Bo He Herba Menthae
Dang Gui Radix Angelicae Sinensis
Bai Shao Radix Paeoniae Alba
Dang Shen Radix Codonopsis
Fu Ling Poria
Gou Qi Zi Fructus Lycii
Shou Wu Radix Poligoni Multiflori
Qing Pi Pericarpium Citri Reticulatae Viride
He Huan Pi Cortex Albizziae
Yuan Zhi Radix Polygalae
Bai He Bulbus Lilii
Gan Cao Radix Glycyrrhizae
Da Zao Fructus Jujubae
Ju Hua Flos Chrysanthemi
Internat.: Freeing the Moon

Muster: Leber-Qi-Stagnation auf dem Hintergrund einer Leber-Blut-Leere.
Wirkweise: Nährt das Leber-Blut, bewegt das Leber-Qi, beruhigt die Geisteskraft, festigt die Äther-Seele.
Anwendungen: Prämenstruelle Spannung, Reizbarkeit, Niedergeschlagenheit, Weinen, Schwerfälligkeit, Vergesslichkeit, Wutausbrüche, Spannungsgefühl der Brüste, des Epigastriums oder des Abdomens, Müdigkeit, Benommenheit, Schlaflosigkeit, Übelkeit, Kopfschmerz.
Zunge: Blass an den Rändern.
Puls: Rau oder fein aber auch leicht saitenförmig, möglicherweise nur auf der linken Seite.

Erläuterung

Erlöse den Mond ist eine Variation der klassischen Verschreibung „Pulver der Ungezwungenheit“. Diese Variation zielt auf die Behandlung prämenstrueller emotionaler Stresszustände auf dem Hintergrund einer Leber-Qi-Stagnation und einer leichten Leber-Blut-Leere. Es handelt sich dabei wahrscheinlich um den häufigsten klinischen Befund bei Frauen, die an prämenstruellen Spannungszuständen leiden. Gou Qi Zi Fructus Lycii und Shou Wu Radix Poligoni Multiflori nähren das Leber-Blut. Qing Pi Pericarpium Citri Reticulatae Viride und He Huan Pi Cortex Albizziae bewegen das Leber-Qi und lindern emotionale Anspannungen und Depressionen. Yuan Zhi Radix Polygalae befriedet die Geisteskraft und öffnet die Körperlöcher der Geisteskraft. Bai He Bulbus Lilii wurde hinzugefügt, um die Lungen zu nähren und um emotionale Spannungen zu behandeln, die mit diesem Organ verbunden sind, und auf Traurigkeit und Kummer zurückgehen. Obwohl die Stagnation des Qi immer mit der Leber verbunden ist, sind davon auch die Lungen betroffen, wenn dabei Traurigkeit und Kummer zugrunde liegen. Diese Emotionen hindern das Lungen-Qi daran, sich abzusenken, und erzeugen das typische Empfinden einer Enge in der Brust oder eines Druckes auf der Brust, was der physische Ausdruck der Eingezwängtheit der Körperseele durch Traurigkeit und Kummer ist. Ju Hua Flos Chrysanthemi wurde hinzugefügt, um die mit Leber-Qi-Stagnation oder aufsteigendem Leber-Yang verbundenen Kopfschmerzen zu behandeln, die häufig in der prämenstruellen Phase auftreten.

Die Rezeptur wurde spezifisch entwickelt, um eine sekundäre Stagnation des Leber-Qi aufgrund einer Leber-Blut-Leere zu behandeln. Daher sollte die Zunge grundsätzlich blass oder nur an den Rändern blass sein. Der Puls sollte schwach oder rauh und nur leicht saitenförmig auf der linken Seite sein. Wenn die Stagnation des Leber-Qi das primäre Problem ist, mit roten Zungenrändern und einem generell saitenförmigen Puls, dann sollte die Anwendung der Rezeptur Befreie von Beklemmung erwogen werden.

Mental-emotionales Muster

Schlüsselwörter: Kontrolle wiedergewinnen.

Das Zustandsmuster ist typischerweise auf über lange Zeit unterdrückten Ärger zurückzuführen, was die Leber-Qi-Stagnation bedingt. Dennoch besteht auch eine Leber-Blut-Leere, die durch Schwermut hervorgerufen sein kann.

Der Patient wird sich angespannt fühlen, angestrengt und reizbar, aber auch recht traurig und niedergeschlagen. Einerseits führt die Leber-Blut-Leere zu einer Entwurzelung der Äther-Seele, andererseits belästigt die Leber-Qi-Stagnation die Äther-Seele, was zu Reizbarkeit und Niedergeschlagenheit Anlass gibt.

Vorsichtsmaßnahmen und Kontraindikationen

Es bestehen keine spezifischen Kontraindikationen für die Anwendung dieser Rezeptur.

Klassischer Vorläufer

Xiao Yao San (Pulver der Ungezwungenheit).

Friedlicher Sonnenuntergang

Long Dan Cao Radix Gentianae
Tian Ma Rhizoma Gastrodiae
Gou Teng Ramulus Uncariae cum Uncis
Zhe Bei Mu Bulbus Fritillariae Thunbergii
Zhu Ru Caulis Bambusae in Taeniam
Gua Lou Fructus Trichosanthis
Ban Xia Rhizoma Pinelliae
Fu Ling Poria
Chen Pi Pericarpium Citri Reticulatae
Ju Hua Flos Chrysanthemi
Bai Ji Li Fructus Tribuli
Mu Dan Pi Cortex Moutan
Chi Shao Radix Paeoniae Rubra
Ye Jiao Teng Caulis Polygoni Multiflori
Sheng Di Huang Radix Rehmanniae
Gan Cao Radix Glycyrrhizae
Internat.: Peaceful Sunset

Muster: Leber-Feuer, Leber-Wind, Blut-Hitze, Schleim-Hitze in der Leber, Blut-Stase.
Wirkweise: Klärt Leber-Feuer, löscht Leber-Wind aus, wandelt Schleim um, klärt Hitze, kühlt das Blut, belebt das Blut.
Anwendungen: Schlaflosigkeit, Benommenheit, Tinnitus, Trigeminusneuralgie, Kopfschmerzen, Abhusten von Schleim, Stuhlverstopfung, Durst, Brustschmerzen, Purpura, Bluthochdruck.
Zunge: Rötlich-purpurn, steif, trockener, dick-klebriger Belag. Die Zunge kann auch zittern oder eine Seitabweichung aufweisen.
Puls: Voll, schlüpfrig und saitenförmig.

Erläuterung

Friedlicher Sonnenuntergang ist eine neue Rezeptur, welche darauf zielt, Leber-Feuer zu klären, das Blut zu kühlen und zu beleben, den Wind auszulöschen und Schleim-Feuer umzuwandeln. Sie ist spezifisch geeignet für ältere Menschen mit Symptomen von Leber-Feuer, Blut-Hitze und -Stase, innerem Wind sowie Schleim. Diese Kombination von Faktoren findet sich häufiger bei älteren Menschen, da eine pathologische Wechselwirkung zwischen Schleim und Blut-Stase besteht. Zudem ist Schleim-Feuer bei älteren Menschen häufig mit Leber-Feuer und Leber-Wind vergesellschaftet, wobei aufsteigendes Feuer und aufsteigender Wind den Schleim mit sich tragen. Die Zungen- und Pulsbilder dieses Zustands sind sehr typisch: eine geschwollene, rot-purpurne Zunge mit einem trockenen, zähen gelben Belag und ein voller, schlüpfriger und saitenförmiger Puls. Der Zustand warnt quasi vor einem drohenden Windschlag (stroke), weshalb die Rezeptur immer zur Anwendung kommen sollte, wenn die oben genannten Zeichen vorhanden sind.

Mental-emotionales Muster

Schlüsselwörter: Das Selbst des Patienten.

Wut, Frustration, Groll und Hass, alle diese Emotionen können zu einem Aufsteigen des Leber-Yang führen und, über einen längeren Zeitraum, auch Leber-Feuer erzeugen. Ein Mensch, der sehr fette Speisen zu sich nimmt und Alkohol in exzessiven Mengen konsumiert, ist besonders von einem solchen Zustand bedroht. Ein solcher Patient ist leicht reizbar und gerät schnell in Wut, ist ungeduldig, mental unruhig und sehr empfindlich. Sein Schlaf wird von gewaltsamen Träumen gestört. In einem solchen Zustand wird die Äther-Seele von Feuer belästigt, so dass die Person ruhelose und destruktive Züge zeigt.

Über die Zeit kann die Situation auch zu depressiven Verstimmungen führen, insbesondere wenn der Ärger (üblicherweise über ein Familienmitglied) lange Zeit im Inneren zurückgehalten und heruntergeschluckt wird. In diesen Fällen wird das niedergedrückte und unterworfene Auftreten des Patienten und seine leise Stimme können den wahren Grund des Problems dergestalt maskieren, dass Kummer und Traurigkeit die Ursache der Erkrankung zu sein scheinen. Dennoch weisen die rote Zunge mit den noch röteren Rändern und der saitenförmige und beschleunigte Puls klar auf den wahren Ursprung des Problems, nämlich Ärger.

Vorsichtsmaßnahmen und Kontraindikationen

Die Rezeptur enthält einige bitter-kalte Kräuter, welche die Milz schwächen können, falls sie über längere Zeit angewandt werden. Zudem sind einige Yin-auffüllende Substanzen enthalten, welche zu einer Zunahme von Feuchtigkeit führen können, obwohl ihre Wirkung durch den Einschluss von Kräutern, die Schleim und Feuchtigkeit umwandeln, ausgeglichen wird. Im Ganzen gesehen ist die Rezeptur jedoch für eine Langzeitanwendung geeignet. Falls gleichzeitig eine Akupunkturbehandlung durchgeführt wird, sollte dem Auffüllen der Milz ausreichend Aufmerksamkeit gewidmet werden.

Fülle das Qi auf und erleichtere die Muskeln

Huang Qi Radix Astragali
Ren Shen Radix Ginseng
Bai Zhu Rhizoma Atractylodes Macrocephalae
Zhi Gan Cao Radix Glycyrrhizae Praep.
Dang Gui Radix Angelicae Sinensis
Chen Pi Pericarpium Citri Reticulatae
Sheng Ma Rhizoma Cimifugae
Chai Hu Radix Bupleuri
Sha Ren Fructus Amomi
Huo Xiang Herba Agastachis
Yi Yi Ren Semen Coicis
Fu Ling Poria
Internat.: Tonify Qi and Ease the Muscles

Muster: Qi-Leere, in den Muskeln retinierte Feuchtigkeit.
Wirkweise: Füllt das Lungen- und Milz-Qi auf, hebt das Yang an, löst Niedergeschlagenheit, wandelt die Feuchtigkeit in den Muskeln um.
Anwendungen: Erschöpfung, Niedergeschlagenheit, Benommenheit, Appetitverlust, leichte Muskelschmerzen und rasche Muskelermüdung, Vergesslichkeit und Konzentrationsschwäche, leichte Kurzatmigkeit, Uterus-, Magen- oder Blasenprolaps.
Zunge: Blass, Zahneindrücke.
Puls: Schwach.

Erläuterung
Fülle das Qi auf und erleichtere die Muskeln ist eine Variation der überlieferten Rezeptur „Dekokt zur Auffüllung der Mitte und Mehrung des Qi“ (Bu Zhong Yi Qi Tang). Die Originalrezeptur behandelt speziell langwierige subfebrile Zustände, welche auf Qi-Leere als ein Resultat einer chronischen Erkrankung zurückgehen. Dies ist häufig das zugrunde liegende Zustandsmuster bei chronischen Fällen des postviralen Syndroms und bei myalgischer Enzephalomyelitis (chronisches Müdigkeits- und Immun-Dysfunktions-Syndrom). Die Originalrezeptur wurde vornehmlich abgewandelt, um gleichzeitig die in solchen Fällen häufig hinzukommende Anwesenheit von Feuchtigkeit anzusprechen. An dem Symptom der Muskelschmerzen ist abzulesen, wieviel Feuchtigkeit sich im Körper aufhält: je ausgeprägter die Muskelschmerzen sind, desto mehr Feuchtigkeit ist vorhanden. Die Rezeptur behandelt primär die Leere des Qi, und die angesammelte Feuchtigkeit nur in zweiter Hinsicht. Daher eignet sie sich nur, wenn der Puls insgesamt schwach oder leer ist und die Muskelschmerzen nicht sehr ausgeprägt sind. Falls es sich um ausgeprägte Muskelschmerzen handelt und der Puls insgesamt eher schlüpfrig erscheint, sollte eine Rezeptur ausgewählt werden, die primär auf die Umwandlung von Feuchtigkeit und nur sekundär auf die Auffüllung des Qi ausgerichtet ist wie zum Beispiel die Rezeptur Erleichtere die Muskeln oder die Rezeptur Drainiere die Felder. Obwohl die Rezeptur Fülle das Qi auf und erleichtere die Muskeln speziell entwickelt wurde, um postvirale Syndrome zu behandeln, kommen ihr doch auch weitere klinische Anwendungen zu. Die Verschreibung kann bei Prolapszuständen von Magen, Uterus oder Blase und auch für mentale Niedergeschlagenheit auf dem Hintergrund einer Qi-Leere benutzt werden.

Mental-emotionales Muster

Schlüsselwörter: Wiedererwachte Kraft.

Die Rezeptur ist besonders effektiv bei mentaler Niedergedrücktheit, unabhängig davon, ob es sich dabei um die Folge eines postviralen Müdigkeitssyndroms handelt oder nicht. Der Betroffene wird sich sehr müde, niedergeschlagen und entmutigt fühlen. Er oder sie wird sich als verletzlich und überempfindlich gegenüber Kritik empfinden.

Vorsichtsmaßnahmen und Kontraindikationen

Die Verschreibung ist eine Qi-auffüllende Rezeptur, welche einige Feuchtigkeit-umwandelnde Kräuter beinhaltet, weshalb so gut wie keine Kontraindikationen für die Anwendung bestehen.

Klassischer Vorläufer

Bu Zhong Yi Qi Tang (Dekokt zur Auffüllung der Mitte und Mehrung des Qi).

Heiße die Düfte willkommen

Bo He Herba Menthae
Shi Chang Pu Rhizoma Acori Tatarinowii
Xin Yi Hua Flos Magnoliae
Cang Er Zi Fructus Xanthii
Bai Zhi Radix Angelicae Dahuricae
Jie Geng Radix Platycodi
Huang Qin Radix Scutellariae
Jin Yin Hua Flos Lonicerae
Yu Xing Cao Herba Houttuyniae
Huo Xiang Herba Agastachis
Pu Gong Ying Herba Taraxaci
Bai Zhu Rhizoma Atractylodes Macrocephalae
Huang Qi Radix Astragali
Gan Cao Radix Glycyrrhizae
Internat.: Welcome Fragrance

Muster: Chronische Feuchtigkeit-Hitze und Feuer-Gift, welche die Nase und die Sinus blockieren, mit einer darunterliegenden Qi-Leere.
Wirkweise: Treibt Wind aus, klärt Hitze, löst Feuer-Gift auf, drainiert Feuchtigkeit, öffnet die Nasenlöcher, füllt das Qi auf.
Anwendungen: Sinusitis, Gesichtsschmerzen, gelblich-dicker oder sogar eitriger Ausfluss aus der Nase, verstopfte Nase, Geruchsverlust, frontale Kopfschmerzen, Müdigkeit.
Zunge: Klebrig-gelber Belag.
Puls: Schlüpfrig.

Erläuterung

Heiße die Düfte willkommen ist eine neue Rezeptur, welche auf die Behandlung der chronischen Sinusitis zielt, einem sehr häufigen Problem bei westlichen Patienten. Die Rezeptur wandelt Feuchtigkeit-Hitze und Feuer-Gift um, vertreibt Wind aus der Nase und den Nebenhöhlen und füllt auch das Qi auf (mit Huang Qi Radix Astragali und Bai Zhu Rhizoma Atractylodes Macrocephalae). Die Rezeptur ist von dem Jadeschirm zu unterscheiden. Die vorliegende Rezeptur ist für Sinusitiden geeignet, die sich in einem dicken gelben Nasenausfluss äußern, während der Jadeschirm bei allergischer Rhinitis mit einem weißlich-wässrigen Nasenausfluss eingesetzt wird. Beide Verschreibungen behandeln eher die Manifestation der Erkrankung denn ihre Wurzel. Die hier vorgestellte Rezeptur ist daher nicht bei allergischer Rhinitis, die durch ein wässrig-weißes Sekret und häufiges Niesen charakterisiert ist, anzuwenden. Eine wichtige Indikation für diese Rezeptur ist daher das Auftreten eines dicken, gelben Nasenausflusses. Bei allergischer Rhinitis ist die Anwendung des Jadeschirms zu überlegen, der möglicherweise mit dem Kräuterwächter (für das Yin oder das Yang) kombiniert wird, um einen deutlicheren auffüllenden Effekt zu erzielen und die Wurzel zu behandeln. Der Kräuterwächter (für das Yin oder das Yang) kann bei Fällen von Sinusitis nach der Anwendung der Rezeptur Heiße die Düfte willkommen eingesetzt werden, um die Wurzel zu behandeln.

Mental-emotionales Muster

Schlüsselwörter: Beziehung.

Die Rezeptur unterstützt den Patienten in seiner Fähigkeit, die Dinge zu unterscheiden, und in der Entwicklung eines klaren Urteilsvermögens. Das für diese Rezeptur zutreffende Zustandsmuster kann durch lange währenden Groll, anhaltende Grübelei oder übermäßiges Nachdenken hervorgerufen werden.

Der Patient wird Verwirrung und Angst angesichts seiner Lebensaufgaben empfinden und Schwierigkeiten haben, Beziehungen zu anderen Menschen aufzubauen.

Vorsichtsmaßnahmen und Kontraindikationen

Die Verschreibung enthält einige bitterkalte Kräuter, welche das Feuer-Gift auflösen. Über längere Zeit angewandt, können diese Kräuter dazu tendieren, die Milz zu schwächen. Daher sollte die Rezeptur nicht länger als drei bis vier Monate ohne Unterbrechung angewandt werden. Wenn die Rezeptur in Verbindung mit Akupunktur angewandt wird, sollte die Nadelung auf eine Auffüllung der Lungen und der Milz abzielen, um so die Wurzel zu behandeln.

Jadequelle

Bei Sha Shen Radix Glehniae
Mai Men Dong Radix Ophiopogonis
Yu Zhu Rhizoma Polygonati Odorati
Gan Cao Radix Glycyrrhizae
Sang Ye Folium Mori
Bian Dou Semen Dolichoris Album
Tian Hua Fen Radix Trichosanthis
Shi Hu Herba Dendrobii
Tai Zi Shen Radix Pseudostellariae
Dang Shen Radix Codonopsis
Fu Ling Poria
Zhi Mu Rhizoma Anemarrhenae
Shan Yao Rhizoma Dioscoreae
Internat.: Jade Spring

Muster: Magen-Yin-Leere, Milz-Yin-Leere, Lungen-Yin-Leere, Magen-Leere-Hitze.
Wirkweise: Nährt das Yin von Magen, Milz und Lunge, klärt die Magen-Leere-Hitze.
Anwendungen: Exzessiver Hunger, trockener Mund, Verlangen, in kleinen Schlücken zu trinken, trockene Lippen, Müdigkeit, mentale Rastlosigkeit, schlechte Verdauung, leichte Brennschmerzen im Epigastrium, Geschwüre im Mund, trockene Stühle, umschriebene Hautausschläge an der Vorderseite des Beines, Diabetes.
Zunge: Trocken, entweder kein Belag oder wurzelloser Belag im Zentrum, Magenfurche in der Mitte oder viele kleine verteilte Risse; der Zungenkörper ist möglicherweise leicht rot im Zentrum.
Puls: Oberflächlich leer in der rechten mittleren Position.

Erläuterung

Die Rezeptur Jadequelle nährt das Magen-, Milz- und Lungen-Yin und ist eine Variation des „Dekokts von Glehnia und Ophiopogon" (Sha Shen Mai Dong Tang). Der Zustand einer Magen-Yin-Leere ist recht häufig in der westlichen klinischen Praxis anzutreffen und wird durch unregelmäßige Nahrungszufuhr über viele Jahre hervorgerufen. Vor allem entsteht er durch Mahlzeiten am späten Abend, eiliges oder hastiges Essen, Geschäftsbesprechungen während des Essens, Überspringen von Mahlzeiten, direkte Fortsetzung der Arbeit nach dem Essen, usw. Die Zunge zeigt diesen Zustand sehr deutlich durch Trockenheit, fehlenden Belag oder Belag ohne Wurzel in der Mitte sowie in einer Mittelfurche oder verstreuten Magenfurchen. Manchmal können die Magen-Yin-Leere und die Leere-Hitze zu einem oder zwei isolierten Flecken eines trockenen Hautausschlags an der Vorderseite des Beins im Verlauf der Magenleitbahn führen.

Mental-emotionales Muster

Schlüsselwörter: Lasse die Vergangenheit hinter dir.

Das Zustandsbild kann durch Emotionen hervorgerufen werden, welche die Körperseele (Po) verletzen, wie etwa Traurigkeit, Kummer und Gram.

Möglicherweise spielt sich bei dem Patienten eine Somatisierung seines mental-emotionalen Zustandes im Bereich der Haut statt, wo sich trockene Hautausschläge finden.

Er oder sie wird zur Melancholie neigen, meist traurig gestimmt sein und in nostalgischer Weise der Vergangenheit nachtrauern.

Die Magen-Yin-Leere beinhaltet eine Schwäche der Wandlungsphase Erde und damit einen Mangel in der Mitte, im Zentrum. Der Patient wird dazu neigen, niedergedrückt, desorientiert und unbestimmt verängstigt zu sein. Er oder sie wird häufig beim Gehen nicht den ganzen Fuß aufsetzen und die Hacken bei jedem Schritt hochziehen. Dies ist die physische Manifestation einer psychischen Unzentriertheit.

Vorsichtsmaßnahmen und Kontraindikationen

Die Verschreibung enthält viele Yin-auffüllende Substanzen, welche bei Anwendung über längere Zeit dazu neigen können, die Milz zu schwächen und Feuchtigkeit hervorzubringen. Daher sollte die Einnahme auf wenige Monate ohne Unterbrechung begrenzt und einnahmefreie Pausen eingefügt werden. Alternativ hierzu kann über eine gegebenenfalls parallel durchgeführte Akupunktur für eine Auffüllung der Milz und Umwandlung von Feuchtigkeit gesorgt werden.

Klassischer Vorläufer

Sha Shen Mai Dong Tang (Dekokt von Glehnia und Ophiopogon).

Jadeschirm

Cang Er Zi Fructus Xanthii
Xin Yi Hua Flos Magnoliae
Fang Feng Radix Ledebouriellae
Huang Qi Radix Astragali
Bai Zhu Rhizoma Atractylodes Macrocephalae
Bai Zhi Radix Angelicae Dahuricae
Wu Mei Fructus Mume
Wu Wei Zi Fructus Schisandrae
Dan Shen Radix Salviae Miltiorrhizae
Huo Xiang Herba Agastachis
Bo He Herba Menthae
Man Jing Zi Fructus Viticis
Jing Jie Herba Schizonepetae
Huang Qin Radix Scutellariae
Gan Cao Radix Glycyrrhizae
Qian Hu Radix Peucedani
Bai Qian Rhizoma Cynanchi Stautonii
Internat.: Jade Screen

Muster: Wind, der das Absenken und die Verteilung des Lungen-Qi in der Nase behindert.
Wirkweise: Treibt Wind aus, füllt das Qi auf, stärkt das Abwehr-Qi, antiallergisch.
Anwendungen: Allergische Rhinitis, chronische Sinusitis (als Folge einer Rhinitis), häufiges Niesen, laufende Nase mit klarem, wässrigem Ausfluss, Juckreiz an Auge und Nase, dumpfer Entzündungsschmerz an der Stirn, verstopfte Nase, Heuschnupfen, Allergien gegen Katzen, Hunde, Staubmilben, Staub, etc.

Erläuterung
Jadeschirm ist eine neue Rezeptur, die spezifisch zur Behandlung der Anzeichen einer allergischen Rhinitis und sekundären Sinusitis entwickelt wurde. Dieses Problem verbreitet sich zunehmend, zum Teil aufgrund einer anwachsenden genetischen Disposition für Allergien, zum Teil verursacht durch die starke Luftverschmutzung in den Städten. Obwohl diese Rezeptur das klassische „Jadewindschirm-Pulver" beinhaltet (Yu Ping Feng San mit Huang Qi Radix Astragali, Bai Zhu Rhizoma Atractylodes Macrocephalae und Fang Feng Radix Ledebouriellae), so liegt die Betonung hier nicht auf dem Auffüllen, sondern auf der Austreibung von Wind und der Wiederherstellung der Verteilung des Lungen-Qi, um das Niesen und den nasalen Ausfluss zu stoppen. Neben den Kräutern, die den Wind austreiben und auf die Nase zielen, wurden drei Kräuter aufgrund ihres antiallergischen Effekts aufgenommen: Dan Shen Radix Salviae Miltiorrhizae, Wu Wei Zi Fructus Schisandrae und Wu Mei Fructus Mume.

Eine Nieren-Leere steht oft an der Wurzel einer Atopie (der Tendenz, allergische Erkrankungen wie das atopische Ekzem, allergisches Asthma und eine allergische Rhinitis zu entwickeln).

Die Rezeptur ist auf die Behandlung der Manifestation (i. e. der Wind in der Nase) ausgerichtet, weniger auf die Behandlung der Wurzel. Um die klinischen Erscheinungen und die Wurzel gleichzeitig zu behandeln, kann die Rezeptur mit dem Kräuterwächter (für das Yin oder das Yang) kombiniert werden.

Es sollte hier betont werden, dass die Verschreibung nur eine Sinusitis behandelt, die aus einer Rhinitis hervorgegangen ist. Dies kann sich ereignen, wenn aufgrund der typischen Verlegung der Nasenpassage durch den Ausfluss die Drainage der Sinus behindert ist und sich so eine sekundäre Infektion festsetzt. In einem solchen Fall wäre der nasale Ausfluss nur gelegentlich gelb. Wenn es sich um eine primäre Sinusitis handelt, ist die Rezeptur ungeeignet. Anders als die Rezeptur Heiße die Düfte willkommen ist der Jadeschirm primär für die allergische Rhinitis (charakterisiert durch wässrig-klaren Ausfluss) zuständig und behandelt nur die sekundäre Sinusitis, welche zuweilen aus einer Rhinitis entstehen kann. Heiße die Düfte willkommen ist dahingegen die Verschreibung gegen eine chronische Sinusitis mit einem dicken oder eitrigen gelben Nasensekret.

Mental-emotionales Muster
Schlüsselwörter: Selbstbehauptung.

Der Patient wird sich niedergeschlagen und müde fühlen und leicht äußeren psychischen Einflüssen zum Opfer fallen. Er oder sie wird Schwierigkeiten bei der Selbstbehauptung haben und eine Verwirrung angesichts der Lebensaufgaben empfinden.

Vorsichtsmaßnahmen und Kontraindikationen
Die Verschreibung enthält einige scharf schmeckende Kräuter, welche das Yin beschädigen können, und einige bittere Kräuter, welche die Milz schwächen können, wenn sie über längere Zeit angewandt werden. Daher sollte die Verschreibung nicht länger als einige Monate ohne Unterbrechung eingenommen werde. Alternativ hierzu kann über eine gegebenenfalls parallel durchgeführte Akupunktur für eine Auffüllung der Milz und Nährung des Yin gesorgt werden.

Zeitpunkt der Anwendung
Nach den Mahlzeiten einzunehmen.

Kläre das Qi

Su Zi Fructus Perillae
Ban Xia Rhizoma Pinelliae
Hou Po Cortex Magnoliae Officinalis
Qian Hu Radix Peucedani
Rou Gui Cortex Cinnamomi
Dang Gui Radix Angelicae Sinensis
Xuan Fu Hua Flos Inulae
Chen Xiang Lignum Aquilariae Resinatum
Xing Ren Semen Armeniacae Amarum
Zi Wan Radix Asteris
Fang Feng Radix Ledebouriellae
Sang Ye Folium Mori
Sang Bai Pi Cortex Mori
Wu Wei Zi Fructus Schisandrae
Dan Shen Radix Salviae Miltiorrhizae
Hu Tao Rou Semen Juglandis
Huang Qin Radix Scutellariae
Zhi Gan Cao Radix Glycyrrhizae Praep.
Internat.: Clear Qi

Muster: Sich nicht absenkendes Lungen-Qi, die Niere vermag nicht das Qi aufzunehmen.
Wirkweise: Stellt das Sichabsenken des Lungen-Qi wieder her, treibt Wind aus, stoppt das Keuchen.
Anwendungen: Husten, Asthma, Keuchen, Kurzatmigkeit, Druckgefühl auf der Brust, allergisches Asthma, saisonale allergische Rhinitis mit Keuchen.
Zunge: Blass oder von normaler Farbe.
Puls: Schwach.

Erläuterung

Diese Rezeptur stimuliert das Sichabsenken des Lungen-Qi, und ihre hauptsächliche therapeutische Indikation ist das Asthma bei Kindern oder jungen Menschen. Nach der traditionellen Theorie beruht Asthma immer auf einer Schleimansammlung in den Lungen. Dennoch findet man bei Kindern und jungen Erwachsenen häufig nicht viele Anzeichen für Schleim. Die Keuchattacken sind dabei dem Wind in der Brust zuzuschreiben, wobei der zugrunde liegende Zustand eine Leere der Lunge und Niere ist. Daher ist die Manifestation (Biao) der Erkrankung chronischer Wind in der Brust, und die Wurzel (Ben) ist eine Leere der Lunge und Niere. Dies hat starke Ähnlichkeit mit der Pathogenese der allergischen Rhinitis, mit dem Unterschied, dass dabei der Wind in der Nase und nicht in der Brust beherbergt ist. Die Rezepturen Kräuterwächter für das Yin und Kräuterwächter für das Yang sind auf die Wurzel der Erkrankung gerichtet, indem sie die Lunge und die Niere auffüllen. Die Rezeptur Jadeschirm zielt auf die Manifestation der allergischen Rhinitis, indem die Verteilung des Lungen-Qi wiederhergestellt und Wind aus der Nase ausgetrieben wird. Die hier vorgestellte Rezeptur Kläre das Qi richtet sich gegen die Erscheinungen des allergischen Asthma, indem das Sichabsenken des Lungen-Qi wiederhergestellt und Wind aus der Brust ausgetrieben wird.

Su Zi Fructus Perillae, Ban Xia Rhizoma Pinelliae und Qian Hu Radix Peucedani stellen das Sichabsenken des Lungen-Qi wieder her und lindern das Keuchen und die Kurzatmigkeit. Hou Po Cortex Magnoliae Officinalis entspannt die Brust, um das Keuchen zu mildern. Dang Gui Radix Angelicae Sinensis und Rou Gui Cortex Cinnamomi füllen die Leber und die Niere auf und stärken das Qi des Unteren Erwärmers, um so das Aufnehmen des Qi durch die Niere anzuregen. Xuan Fu Hua Flos Inulae, Chen Xiang Lignum Aquilariae Resinatum, Xing Ren Semen Armeniacae Amarum, Sang Bai Pi Cortex Mori und Zi Wan Radix Asteris stellen das Sichabsenken des Lungen-Qi wieder her, um das Keuchen, die Kurzatmigkeit und den Husten zu stoppen. Fang Feng Radix Ledebouriellae und Sang Ye Folium Mori treiben den Wind in der Brust aus. Wu Wei Zi Fructus Schisandrae und Dan Shen Radix Salviae Miltiorrhizae besitzen einen antiallergischen Effekt. Davon abgesehen füllt Wu Wei Zi Fructus Schisandrae die Lunge auf, und Dan Shen Radix Salviae Miltiorrhizae beruhigt die Geisteskraft. Das Beruhigen der Geisteskraft hat beim Asthma einen antispastischen Effekt, der hilfreich ist, um den das Asthma verursachenden Bronchospasmus zu lindern. Hu Tao Ren Semen Juglandis regt das Aufnehmen des Qi durch die Niere an. Huang Qin Radix Scutellariae wurde hinzugefügt, um den Effekt der warmen Kräuter der Rezeptur auszugleichen. Zhi Gan Cao Radix Glycyrrhizae Praep. harmonisiert die gesamte Rezeptur.

Obwohl die Verschreibung Kläre das Qi Hu Tao Ren und Wu Wei Zi enthält, was die Lunge und Niere auffüllt, liegt doch das Schwergewicht nicht in der Auffüllung, sondern im Wiederherstellen des Sichabsenkens des Lungen-Qi und im Austreiben von Wind. So werden in erster Linie die klinischen Erscheinungen, nicht die Wurzel des Asthmas behandelt.

Wie bereits oben erwähnt, ist diese Rezeptur spezifisch zur Behandlung des allergischen Asthmas ohne viel Schleim geeignet. Je älter jedoch der Patient ist, desto größer ist die Wahrscheinlichkeit für das Auftreten von Schleim. Falls Kälte- oder Feuchtigkeit-Schleim vorliegt, kann die Rezeptur mit Klare See kombiniert werden.

Mental-emotionales Muster

Schlüsselwörter: Heile den Gram.

Traurigkeit, Gram oder Kummer können eine Stagnation des Lungen-Qi in der Brust hervorrufen, was zu Kurzatmigkeit und einem Engegefühl der Brust führt. Der Patient wird zur Traurigkeit, zum Weinen und zur Niedergeschlagenheit neigen. Alle diese Emotionen habe eine Auswirkung auf die Brust und die Körperseele. Wegen der Verbindung zwischen der Körperseele und der Essenz wird auch die Niere von diesen Emotionen angegriffen, was auf der emotionalen Ebene zu Gram, Ängstlichkeit und einem Mangel an Willenskraft führt.

Vorsichtsmaßnahmen und Kontraindikationen

Die Verschreibung beinhaltet eine grundsätzliche wärmende Energie, weshalb sie nicht angewandt werden sollte, wenn die Zunge rot ist. Darüber hinaus gibt es keine spezifischen Kontraindikationen. Da die Verschreibung die klinischen Erscheinungen des Asthma behandelt, sollte sie nicht unbegrenzt eingenommen werden. Außerdem sollte auf die Anwendung dieser Rezeptur die Einnahme entweder des Kräuterwächters für das Yin oder des Kräuterwächters für das Yang erfolgen.

Klassischer Vorläufer

Su Zi Jiang Qi Tang (Dekokt von Perilla-Samen zur Absenkung des Qi).

Kläre das Yang

Ban Xia Rhizoma Pinelliae
Tian Ma Rhizoma Gastrodiae
Bai Zhu Rhizoma Atractylodes Macrocephalae
Fu Ling Poria
Chen Pi Pericarpium Citri Reticulatae
Gan Cao Radix Glycyrrhizae
Da Zao Fructus Jujubae
Gou Teng Ramulus Uncariae cum Uncis
Bai Ji Li Fructus Tribuli
Ju Hua Flos Chrysanthemi
Man Jing Zi Fructus Viticis
Dang Gui Radix Angelicae Sinensis
Tu Si Zi Semen Cuscutae
Du Zhong Cortex Eucommiae
Gou Qi Zi Fructus Lycii
Yuan Zhi Radix Polygalae
Shi Chang Pu Rhizoma Acori Tatarinowii
Internat.: Clear Yang

Muster: Aufsteigendes Leber-Yang, Schleim benebelt den Kopf, Blutleere, Nieren-Yang-Leere.
Wirkweise: Senkt das Leber-Yang ab, löscht Leber-Wind aus, wandelt Schleim um, nährt das Blut, füllt das Nieren-Yang auf, füllt das Milz-Qi auf.
Anwendungen: Kopfschmerzen, die pochend oder dumpf sein können, Benommenheit, Schweregefühl und Gefühl der Benebeltheit im Kopf, welches morgens stärker ausgeprägt ist, Schnupfen, Druckgefühl auf der Brust, Übelkeit, ekliger Mundgeschmack, Verschwommensehen, Erbrechen bei Migräne-Attacken, Tic-Störungen, hoher Blutdruck.
Zunge: Blass oder von normaler Farbe, geschwollen, klebrig-weißer Belag.
Puls: Schwach und leicht schlüpfrig.

Erläuterung
Diese Rezeptur ist spezifisch zur Behandlung von Kopfschmerzen geeignet, die auf dem Hintergrund von Schleim wie auch von aufsteigendem Leber-Yang entstehen. Dieses Zustandsmuster ist wahrscheinlich am häufigsten bei chronischen Kopfschmerzen anzutreffen, insbesondere bei Patienten im mittleren oder höheren Lebensalter. Schleim, der sich als Resultat lange anhaltender Milz-Leere bildet, vernebelt die Körperlöcher des Kopfes und hindert das klare Yang am Aufsteigen zum Kopf, um die Körperlöcher zu erhellen. Folglich leidet der Patient unter dumpfen Kopfschmerzen an der Stirn, die mit einem Schweregefühl und einem Gefühl des Benebeltseins des Kopfes verbunden sind. Der Zustand verschlechtert sich in der Regel am Morgen. Die Vernebelung der oberen Körperlöcher durch den Schleim führt auch zu einem Gefühl der Benommenheit und zum Verschwommensehen. Eine Obstruktion des Mittleren Erwärmers durch Schleim führt zu einem Gefühl der Übelkeit, selten auch zum Erbrechen, außer während einer Migräne-Attacke. Leber-Yang, das aufgrund einer Leber-Blut-Leere aufsteigt, verursacht Kopfschmerzen von pochendem Charakter und üblicherweise einseitiger Lokalisation im Bereich der Geheimratsecken oder seitlich am Kopf oder hinter dem Auge. Daher können solche Patienten an zwei verschiedenen Arten von Kopfschmerzen leiden: einem eher konstanten, dumpfen aufgrund von Schleim, der sich mit Attacken eines migräneartigen, pochenden Kopfschmerzes abwechselt. Wie bereits oben erwähnt, ist dieser Zustand häufig bei Per-

sonen über 35 anzutreffen. Aufsteigendes Leber-Yang kann auch auf dem Boden einer Nieren-Yang-Leere entstehen. Obwohl üblicherweise eine Nieren-Yin-Leere zum aufsteigenden Leber-Yang führt, ist zu bedenken, dass bei Personen über 40 häufig sowohl das Nieren-Yin als auch das Nieren-Yang leer sind. Eine primäre Nieren-Yang-Leere bedingt dann häufig eine sekundäre Nieren-Yin-Leere, die schließlich das Leber-Yang aufsteigen lässt. Aus diesen Gründen wurde die Rezeptur dergestalt abgewandelt, dass sie sowohl das Leber-Blut nährt als auch das Nieren-Yang auffüllt. Indem das Leber-Yang zum Kopf aufsteigt, transportiert es auch den schädigenden Einfluss Schleim mit sich, was zur Verschlimmerung der Vernebelung der Körperlöcher des Kopfes führt.

Ban Xia Rhizoma Pinelliae, Fu Ling Poria und Chen Pi Pericarpium Citri Reticulatae wandeln Schleim um. Bai Zhu Rhizoma Atractylodes Macrocephalae füllt die Milz auf und trocknet Feuchtigkeit aus. Tian Ma Rhizoma Gastrodiae senkt das Leber-Yang ab, behandelt die Kopfschmerzen und löscht den Leber-Wind aus. Gou Teng Ramulus Uncariae cum Uncis, Bai Ji Li Fructus Tribuli, Ju Hua Flos Chrysanthemi und Man Jing Zi Fructus Viticis löschen Wind aus, senken das Leber-Yang ab und behandeln die Kopfschmerzen. Dang Gui Radix Angelicae Sinensis und Gou Qi Zi Fructus Lycii nähren das Leber-Blut. Tu Si Zi Semen Cuscutae und Du Zhong Cortex Eucommiae füllen das Nieren-Yang auf. Yuan Zhi Radix Polygalae und Shi Chang Pu Rhizoma Acori Tatarinowii öffnen die Körperlöcher des Kopfes und erlauben dem klaren Yang, die Körperlöcher zu erhellen.

Weil diese Rezeptur auch den Wind auslöscht, eignet sie sich ebenfalls zur Behandlung von Tic-Störungen aufgrund von innerem Wind. Bei entsprechenden Krankheitserscheinungen eignet sie sich auch zur Behandlung von Hypertonus bei älteren Menschen.

Mental-emotionales Muster

Schlüsselwörter: Gläserne Klarheit.

Schleim obstruiert die Körperlöcher des Kopfes und vernebelt auf der mentalen Ebene die Geisteskraft, was zu einem Gefühl der Desorientierung, einem Mangel an Klarheit über die eigenen Ziele und Prioritäten und einer gewissen Planlosigkeit führt. Ein solcher Patient wird zögerlich sprechen und sich verwirrt über ihren oder seinen Zustand und das Leben im Allgemeinen fühlen.

Vorsichtsmaßnahmen und Kontraindikationen

Die Verschreibung wandelt Schleim um mittels scharfer, trockener Kräuter. Daher ist die Anwendung kontraindiziert, wenn der Patient an einer Yin-Leere leidet (was sich in einer Zunge ohne Belag oder mit einem Belag ohne Wurzel manifestiert).

Klassischer Vorläufer

Ban Xia Bai Zhu Tian Ma Tang (Dekokt von Pinellia, Atractylodes und Gastrodia).

Zeitpunkt der Anwendung

Nach den Mahlzeiten einzunehmen.

Kläre die Seele

Zhu Ru Caulis Bambusae in Taeniam
Zhi Shi Fructus Aurantii Immaturus
Ban Xia Rhizoma Pinelliae
Fu Ling Poria
Chen Pi Pericarpium Citri Reticulatae
Da Zao Fructus Jujubae
Gan Cao Radix Glycyrrhizae
He Huan Pi Cortex Albizziae
Yu Jin Radix Curcumae
Yuan Zhi Radix Polygalae
Shi Chang Pu Rhizoma Acori Tatarinowii
Bai Zi Ren Semen Biotae
Dan Shen Radix Salviae Miltiorrhizae
Internat.: Clear the Soul

Muster: Schleim-Hitze, welche die Brust und die Geisteskraft obstruiert, sich nicht absenkendes Lungen-Qi.
Wirkweise: Wandelt Schleim-Hitze um, beruhigt die Geisteskraft, öffnet die Körperlöcher, entspannt die Brust.
Anwendungen: Bangigkeit, Druckgefühl in der Brust und im Epigastrium, Palpitationen, bitterer und ekliger Mundgeschmack, Seufzen, innere Unruhe, Schleim in der Brust, schlechte Verdauung, leichte Übelkeit, Schlaflosigkeit, traumgestörter Schlaf, mattes Aussehen, mentale Rastlosigkeit, Niedergeschlagenheit, Sprunghaftigkeit, ein Gefühl der Erregung in der Herzgegend, Erbrechen, Benommenheit, prämenstruelle Spannung.
Zunge: Rot oder von normaler Farbe, geschwollen, klebrig-gelber Belag. Magenfurche oder Magen-Herz-Furche mit einem unebenen, gelben Belag darin.
Puls: Schlüpfrig, beschleunigt. Der Herzpuls kann sich relativ überflutend anfühlen. Eine kombinierte Herz- und Magenfurche auf der Zunge dehnt sich über die ganze Zunge bis zur Spitze aus, wie es eine Herzfurche tun würde, aber sie ist weit und flach im Zentrum, wie es eine Magenfurche sein würde.

Erläuterung

Kläre die Seele ist eine Variation des „Dekokts zur Erwärmung der Gallenblase" (Wen Dan Tang). Diese Rezeptur zielt auf die Behandlung emotionaler Spannungen auf dem Hintergrund der Obstruktion der Brust und somit von Lunge und Herz durch Schleim. Die Schlüsselmerkmale zur Indikationsstellung bei dieser Rezeptur, die sich als klinisch sehr effektiv erwiesen hat, sind emotionale Spannungen aufgrund von Kummer, Gram oder Traurigkeit, die Lunge und Herz beeinträchtigen, ein Gefühl der Bedrückung in der Brust hervorrufen und mit einer geschwollenen Zunge mit einer Magenfurche in der Mitte sowie einem dicken, klebrig-fetten, gelben Belag und einem schlüpfrigen Puls in der mittleren Position einhergehen. He Huan Pi Cortex Albizziae, Yu Jin Radix Curcumae,

Yuan Zhi Radix Polygalae, Shi Chang Pu Rhizoma Acori Tatarinowii, Bai Zi Ren Semen Biotae und Dan Shen Radix Salviae Miltiorrhizae wurden hinzugefügt, um die Leber zu besänftigen, die Körperlöcher der Geisteskraft zu öffnen, die Geisteskraft und die Äther-Seele zu beruhigen sowie Niedergeschlagenheit anzuheben.

Die Rezeptur wurde „Kläre die Seele" genannt, da sie einerseits die Äther-Seele festigt, indem Schleim umgewandelt und Hitze geklärt wird, und andererseits die Körperseele von ihrer Anspannung befreit, indem Brustkorb und Lunge entspannt werden. Das Druckgefühl in der Brust und das Seufzen entstehen aufgrund der Einschnürung der Körperseele in der Brust.

Kläre die Seele kann bei prämenstruellen Spannungszuständen aufgrund von lästig aufsteigender Schleim-Hitze angewandt werden. Wenn dies stattfindet, sind ausgeprägte Bangigkeit, mentale Unruhe, schwere Reizbarkeit, stark geschwollene und empfindliche Brüste, ein schlüpfrig beschleunigter Puls und eine rote Zunge mit einem klebrig-gelben Belag die hauptsächlichen prämenstruellen Symptome.

Mental-emotionales Muster

Schlüsselwörter: Ruhiger Geist.

Schleim-Hitze beeinträchtigt die Geisteskraft in zweierlei Hinsicht: Schleim obstruiert die Körperlöcher der Geisteskraft und Hitze stachelt die Geisteskraft an. Die Kombination dieser beiden Faktoren ruft mentale Unruhe, manisches Verhalten im Wechsel mit schwerer Niedergeschlagenheit, Weinen und Lachen ohne Grund sowie Schlaflosigkeit hervor.

Dieses Zustandsmuster wird üblicherweise durch übertriebene Nachdenklichkeit, Neid, Kummer oder quälende Gedanken über lange Zeit verursacht.

Vorsichtsmaßnahmen und Kontraindikationen

Unter der Voraussetzung, dass die Verschreibung gut zu dem vorliegenden Zustandsmuster passt, i.e. dass Schleim-Hitze vorhanden ist, bestehen keine Kontraindikationen.

Klassischer Vorläufer

Wen Dan Tang (Dekokt zur Erwärmung der Gallenblase).

Kläre die Wurzel

Huang Qi Radix Astragali
Rou Gui Cortex Cinnamomi
Sheng Di Huang Radix Rehmanniae
Zhi Mu Rhizoma Anemarrhenae
Huang Bo Cortex Phellodendri
Nu Zhen Zi Fructus Ligustri Lucidi
Tu Si Zi Semen Cuscutae
Shan Yao Radix Dioscoreae
Fu Ling Poria
Ze Xie Rhizoma Alismatis
Yi Yi Ren Semen Coicis
Che Qian Zi Semen Plantaginis
Bi Xie Rhizoma Dioscoreae Hypoglaucae
Tao Ren Semen Persicae
Wang Bu Liu Xing Semen Vaccariae
Mu Dan Pi Cortex Moutan
Shi Chang Pu Rhizoma Acori Tatarinowii
Bai Hua She She Cao Herba Hedyotis Diffusae
Gan Cao Radix Glycyrrhizae
Internat.: Clear the Root

Muster: Qi- und Yin-Leere, Feuchtigkeit-Hitze im Unteren Erwärmer, Blut-Stase, Feuer-Gift.
Wirkweise: Füllt das Qi auf, nährt das Nieren-Yin, drainiert Feuchtigkeit-Hitze, belebt das Blut, trennt das Klare von dem Trüben, erweicht Verhärtungen, löst das Feuer-Gift auf.
Anwendungen: Chronische Prostatitis, Prostatahypertrophie (benigne oder maligne), Miktionsstörungen, frequente Miktion mit wenig Urin, Nykturie, Urination mit schwachem Strahl, Distensionsgefühl im Hypogastrium und Perineum, Abgeschlagenheit, Vergesslichkeit, Benommenheit, Tinnitus.
Zunge: Rot ohne Belag, klebrig-gelber Belag an der Zungenwurzel mit roten Fleckchen.
Puls: Fein beschleunigt oder oberflächlich leer. Die linke hintere Position kann sich schlüpfrig anfühlen, wenn man den Finger nach proximal rollt (zur Prostata-Position).

Erläuterung

Kläre die Wurzel ist eine neue Rezeptur, welche auf chronische Prostatabeschwerden wie bei Prostatitis und Prostataadenomen zielt. Das therapeutische Ziel wird erreicht durch die Auffüllung des Qi, das Nähren der Niere, das Drainieren der Feuchtigkeit, das Bewegen des Blutes, das Erweichen von Verhärtungen, die Trennung von Trübem und Klarem sowie der Auflösung von Feuer-Gift. Dennoch muss die Anwendung nicht auf Prostataprobleme beschränkt bleiben. Die Rezeptur ist ebenfalls anwendbar bei vielen Blasenstörungen von Menschen im höheren oder mittleren Lebensalter (beiderlei Geschlechts), die aufgrund von Feuchtigkeit-Hitze im Unteren Erwärmer auf dem Boden einer Nieren-Yin-Leere entstehen.

Mental-emotionales Muster

Schlüsselwörter: Kein Bedauern.

Das Zustandsmuster wird oft von lange bestehenden Schuldgefühlen und Ängsten hervorgerufen. Der Patient wird sich schuldig fühlen und voller Bedauern angesichts der Vergangenheit sein. Schuldgefühle affizieren die Niere und erzeugen entweder eine Leere mit einem absinkenden Qi oder eine Stagnation im Unteren Erwärmer. Das letztere ist der Fall bei dem hier beschriebenen Zustandsmuster.

Vorsichtsmaßnahmen und Kontraindikationen

Die Verschreibung enthält recht starke Blut-belebende und Feuer-Gift-auflösende Ingredienzen (wenn auch nur in geringer Dosierung), so dass sie nicht ununterbrochen über eine längere Zeit als ein paar Monate angewandt werden sollte. Mit intermittierenden Pausen von etwa einem Monat bei der Einnahme kann sie allerdings bedenkenlos über lange Zeit angewandt werden.

Zeitpunkt der Anwendung

Vor den Mahlzeiten einzunehmen.

Klare See

Ban Xia Rhizoma Pinelliae
Fu Ling Poria
Chen Pi Pericarpium Citri Reticulatae
Gan Cao Radix Glycyrrhizae
Da Zao Fructus Jujubae
Wu Mei Fructus Mume
Zhu Ru Caulis Bambusae in Taeniam
Gua Lou Fructus Trichosanthis
Gan Jiang Rhizoma Zingiberis
Internat.: Limpid Sea

Muster: Schleim (feucht, kalt oder heiß) im Mittleren und Oberen Erwärmer.
Wirkweise: Trocknet Feuchtigkeit aus, und wandelt Schleim um.
Anwendungen: Husten mit reichlich Sputum, Katarrh der Brust, der Nase oder des Rachens, weißes oder gelbes Sputum, Druckgefühl auf der Brust, Übelkeit, Erbrechen, Palpitationen, Benommenheit, Schlaflosigkeit, Lipome.
Zunge: Blass, geschwollen mit einem klebrig-weißen Belag im Falle von Feuchtigkeit- oder Kälte-Schleim, oder rot, geschwollen mit einem klebrig-gelben Belag im Falle von Hitze-Schleim.
Puls: Schlüpfrig und verlangsamt im Falle von Kälte-Schleim, oder schlüpfrig und beschleunigt im Falle von Hitze-Schleim.

Erläuterung

Diese Rezeptur ist eine Variation der klassischen Verschreibung Er Chen Tang Dekokt der zwei Altbewährten, welches die klassische Rezeptur zum Austrocknen von Feuchtigkeit und zur Umwandlung von Schleim darstellt. Die hier vorgestellte Rezeptur kann als allgemeine Verschreibung zur Austrocknung von Feuchtigkeit und Umwandlung von Schleim in vielen verschiedenen Bereichen des Körpers und bei vielen unterschiedlichen Manifestationen benutzt werden. Die Originalrezeptur ist die klassische Verschreibung für die Feuchtigkeit-Schleim-Variante von Schleim, i.e. Schleim kombiniert mit oder entstanden aus Feuchtigkeit, was sich in reichlichem, zähem und schwer abzuhustendem Sputum äußert. Die Rezeptur wurde modifiziert, um auch Hitze-Schleim und Kälte-Schleim umzuwandeln. Kälte-Schleim unterscheidet sich von Feuchtigkeit-Schleim insofern, als mehr Kältesymptome vorhanden sind und das Sputum eher wässrig-weiß denn klebrig-zäh ist.

Ban Xia Rhizoma Pinelliae, Fu Ling Poria und Chen Pi Pericarpium Citri Reticulatae bilden den Kern der Originalrezeptur. Ban Xia wandelt Schleim um, senkt das Qi ab und harmonisiert den Mittleren Erwärmer; Chen Pi trocknet Feuchtigkeit aus und harmonisiert den Mittleren Erwärmer; Fu Ling drainiert die Feuchtigkeit. Gan Cao Radix Glycyrrhizae und Da Zao Fructus Jujubae harmonisieren, während Wu Mei Fructus Mume Flüssigkeit hervorbringt, um den austrocknenden Effekt der Rezeptur auszugleichen. Zhu Ru Caulis Bambusae in Taeniam und Gua Lou Fructus Trichosanthis wurden hinzugefügt, um Hitze-Schleim umzuwandeln, während Gan Jiang Rhizoma Zingiberis hinzugefügt wurde, um Kälte-Schleim umzuwandeln.

Die hauptsächlich zur Indikationsstellung dieser Rezeptur zu fordernde Manifestation ist die offensichtliche Anwesenheit von Sputum oder die Ausbildung eines Katarrhs in der Brust, Nase oder im Rachen. Schleim kann sich auch in anderer Weise manifestieren, so zum Beispiel in Form von weichen Geschwulsten unter der Haut, was eine weitere Indikation zur Anwendung dieser Rezeptur darstellt (auch wenn diese subkutanen Geschwulste wahrscheinlich nicht durch die Einnahme dieser Verschreibung aufgelöst werden). Die Übelkeit, das Erbrechen und das Druckgefühl auf der Brust sind typische Erscheinungen bei einer Obstruktion des Mittleren Erwärmers durch Schleim. Da Schleim den Mittleren Erwärmer obstruiert, wird das regelrechte Aufsteigen und Absteigen des Qi in der Mitte verhindert, worauf Übelkeit und Erbrechen folgen, da das Magen-Qi nicht absinken kann. Die Palpitationen werden nicht durch eine Herzpathologie hervorgerufen, sondern durch die Schleimobstruktion der Brust. Die Benommenheit entsteht aufgrund der Obstruktion der klaren Körperlöcher des Kopfes durch Schleim. Schlaflosigkeit wird auftreten, wenn Schleim von Hitze begleitet wird.

Es ist wichtig, zu verstehen, dass diese Rezeptur nur die Krankheitserscheinungen behandelt, i.e., sie wandelt Schleim um und trocknet Feuchtigkeit ein, aber sie behandelt nicht die Wurzel, die immer in einer Milz-Qi- oder Nieren-Yang-Leere besteht. Aus diesem Grunde kann die Rezeptur mit Stütze die Mitte kombiniert werden in dem Sinne, dass Klare See die Manifestation behandelt und Stütze die Mitte die Wurzel.

Mental-emotionales Muster

Schlüsselwörter: Klarstellung.

Ebenso leicht wie Schleim den Mittleren Erwärmer obstruiert, obstruiert er auch die Geisteskraft und vernebelt die Körperlöcher des Kopfes, indem er das Aufsteigen des klaren Yang zum Kopf verhindert. Auf einer mental-emotionalen Ebene findet so eine Trübung der Geisteskraft statt, die zur Konfusion, Mangel an Klarheit der Gedanken und Desorientierung führt. Der Patient wird eine Verwirrung angesichts seiner oder ihrer Lebensaufgaben verspüren, so dass die Geisteskraft in einem Teufelskreis von befremdlichen Gedanken und Zögerlichkeit gefangen wird. In sehr schweren Fällen der Obstruktion der Geisteskraft durch Schleim steht der mental-emotionale Zustand des Patienten an der Grenze zum psychotischen Verhalten. Wird Schleim von Hitze begleitet, so sind die mental-emotionalen Erscheinungen insofern unterschiedlich, als Schleim die Geisteskraft obstruiert, wohingegen Hitze die Geisteskraft belästigt und übermäßig anstachelt. Daher wird die betreffende Person zwar immer noch die typische Verwirrtheit zeigen, wie oben beschrieben, aber wird dazu auch agitiert und bange sein. Auch hier wird in schweren Fällen von Schleim-Hitze das Verhalten des Betroffenen an der Grenze zur Manie stehen.

Vorsichtsmaßnahmen und Kontraindikationen

Die Verschreibung ist in jedem Fall austrocknend und sollte daher nicht angewandt werden, wenn der Patient an einer Yin-Leere oder auch nur dem Beginn davon leidet. Sie ist daher ungeeignet, wenn die Zunge wie abgeschält erscheint oder einen Belag ohne Wurzel aufweist. Da die Rezeptur nur die äußeren Erscheinungen des Schleims behandelt, ist sie nicht zur Langzeitanwendung gedacht und sollte über kürzere Zeiträume (nicht länger als ein paar Monate) eingenommen werden. Im Anschluss empfiehlt sich die Gabe einer Rezeptur, welche die Milz auffüllt wie etwa Stütze die Mitte und damit die Wurzel behandelt. Alternativ können die beiden Rezepturen auch zur gleichen Zeit angewandt werden. Akupunkteure können diese Rezeptur zur Behandlung der Manifestationen von Schleim benutzen und die Akupunktur zur Behandlung der Wurzel einsetzen, indem sie mit Punkten wie Ma 36 Zusanli, Mi 3 Taibai, Bl 20 Pishu und Bl 21 Weishu die Milz auffüllen.

Klassischer Vorläufer
Er Chen Tang (Dekokt der zwei Altbewährten).

Klarer Glanz

Shou Wu Radix Polygoni Multiflori
Dang Gui Radix Angelicae Sinensis
Bai Xian Pi Cortex Dictamni
Fang Feng Radix Ledebouriellae
Jing Jie Herba Schizonepetae
Ju Hua Flos Chrysanthemi
Ku Shen Radix Sophorae Flavescentis
Mu Dan Pi Cortex Moutan
Huang Qin Radix Scutellariae
Shi Gao Gypsum Fibrosum
Zhi Mu Rhizoma Anemarrhenae
Gan Cao Radix Glycyrrhizae
Internat.: Clear Lustre

Muster: Wind-Feuchtigkeit-Hitze in der Haut, Blut-Hitze.
Wirkweise: Treibt Wind aus, klärt Hitze, kühlt das Blut, wandelt Feuchtigkeit um.
Anwendungen: Hautausschläge, Flecken auf der Haut, Ekzeme, Dermatitis.
Zunge: Rot, möglicherweise nur im vorderen Teil rot, gelber Belag.
Puls: Schlüpfrig und möglicherweise auf einer Seite fein.

Erläuterung

Klarer Glanz ist eine neue Rezeptur, welche auf die Behandlung einer Fülle von Hautproblemen zugeschnitten ist. Sie kühlt das Blut, wandelt Feuchtigkeit um, vertreibt Wind und klärt Hitze in der Haut. Die Kombination dieser Funktionen führt dazu, dass sich die Rezeptur für so verschiedene Hautprobleme wie Ekzeme, Dermatitis, Rosacea und Akne eignet, und dass ihre Anwendung vor allem in der aktiven Phase von Hautproblemen angezeigt ist. Wenn die Hauterscheinungen behoben sind, kann eine anschließende Anwendung der Rezeptur Prächtige See zur Nährung der Haut erfolgen.

Mental-emotionales Muster

Schlüsselwörter: Selbstfindung.

Das Zustandsmuster ist durch die Obstruktion und Ungefestigtheit der Geisteskraft gekennzeichnet. Es ergibt sich aus einer Leber-Blut-Leere und Blut-Hitze. Die Leber-Blut-Leere entwurzelt die Äther-Seele und führt zu Furcht und Ziellosigkeit, während die Leber-Blut-Hitze Bangigkeit und mentale Rastlosigkeit hervorruft. Das Zustandsmuster wird durch Traurigkeit in Kombination mit unterdrücktem Ärger hervorgerufen.

Der Patient wird nicht in der Lage sein, ihre oder seine Gefühle auszudrücken, welche sich dann in der Haut somatisieren.

Vorsichtsmaßnahmen und Kontraindikationen

Die Verschreibung enthält bitter-kalte und scharf-kalte Kräuter, welche bei Einnahme über längere Zeit die Milz und den Magen schwächen können. Daher sollte die Rezeptur nicht länger als 2–3 Monate ohne Unterbrechung angewandt werden.

Kräuterwächter für das Yang

Huang Qi Radix Astragali
Ren Shen Radix Ginseng
Ling Zhi Fructificatio Ganodermae Lucidi
Bai Zhu Rhizoma Atractylodes Macrocephalae
Fang Feng Radix Ledebouriellae
Gui Zhi Ramulus Cinnaamomi
Bai Shao Radix Paeoniae Alba
Sheng Jiang Rhizoma Zingiberis Recens
Da Zao Fructus Jujubae
Zhi Gan Cao Radix Glycyrrhizae Praep.
Tu Si Zi Semen Cuscutae
Lu Jiao Shuang Cornu Cervi Degelatinatum
Ba Ji Radix Morindae Officinalis
Wu Wei Zi Fructus Schisandrae
Fu Ling Poria
Huang Qin Radix Scutellariae
Yu Zhu Rhizoma Polygonati Odorati
Internat.: Herbal Sentinel - Yang

Muster: Lungen-, Milz- und Nieren-Qi-Leere.
Wirkweise: Füllt das Lungen- und Milz-Qi auf, konsolidiert die Oberfläche, stärkt die Niere, unterstützt das Abwehr-Qi.
Anwendungen: Erkältungsneigung, Abgeschlagenheit, Frösteln, Niedergeschlagenheit, häufiger und heller Urin, kalte Glieder, leichte Kurzatmigkeit, Appetitverlust, breiige Stühle, leichte abdominelle Distension nach dem Essen, Spontanschweiß, schwache Stimme, untere Rückenschmerzen, Libidominderung, allergische Rhinitis, allergisches Asthma.
Zunge: Blass oder etwas blass.
Puls: Grundsätzlich schwach oder leer. Möglicherweise ist der Puls nur auf der rechten Seite schwach.

Erläuterung
Die Kräuterwächter-Rezepturen wurden zur Tonisierung der Vitalkraft sowie zur Stärkung des Immunsystems und Anhebung der Widerstandskraft gegen Erkrankungen entworfen. Die vorliegende Rezeptur richtet sich an Personen, die an einer Yang-Leere der Lunge, der Milz und der Niere leiden. Diese Verschreibung ist auch als ein Schutz vor dem Eindringen von äußerem Wind gedacht. Daher kann sie auch dann angewandt werden, wenn zwar keine deutlichen Symptome einer Yang-Leere der oben genannten Organ-Funktionskreise vorliegt, dafür aber eine einfache Tendenz oder konstitutionelle Neigung zu einem solchen Leere-Zustand. Solange die Zunge blass ist und Symptome der Yang-Leere vorliegen, kann die Rezeptur angewandt werden.

Was allergische Rhinitis und Asthma anbetrifft, so ist die Rezeptur eher von präventiver denn kurativer Wirkung. Sie sollte nur eingenommen werden, entweder wenn der Erkrankungszustand ausgeheilt ist, oder wenn ein chronischer Zustand vorliegt, in dem etwa die Asthmaattacken leicht sind und selten auftreten. Eine Akupunkturbehandlung, welche auf das Wiederherstellen des Sichabsenkens und Sichverteilens des Lungen-Qi abzielt, sollte in Verbindung mit der Verschreibung eingesetzt werden.

Es handelt sich um eine neue Rezeptur, die jedoch Anteile klassischer Verschreibungen wie etwa des „Jadewindschirm-Pulvers“ (Yu Ping Feng San), um das Lungen-Qi und das Abwehr-Qi aufzufüllen und die Oberfläche zu konsolidieren, sowie des „Dekokts von Kassiazweigen“ (Gui Zhi

Tang), um das Abwehr-Qi und das Ernährende-Qi zu harmonisieren, beinhaltet. Neben Lunge- und Milz-auffüllenden Substanzen wie Ren Shen Radix Ginseng enthält die Rezeptur auch Nieren-Yang-auffüllende Ingredienzen wie Tu Si Zi Semen Cuscutae, Lu Jiao Shuang Cornu Cervi Degelatinatum und Ba Ji Radix Morindae Officinalis, da das Nieren-Yang die Grundlage des Abwehr-Qi und damit der Resistenz gegen schädigende Einflüsse darstellt. Huang Qin Radix Scutellariae und Yu Zhu Rhizoma Polygonati Odorati wurden hinzugefügt, um die heiße Energie der anderen Kräuter auszugleichen, und das Yin vor Verletzung zu schützen.

Mental-emotionales Muster

Schlüsselwörter: Vitalität.

Ebenso wie diese Rezeptur auf der physischen Ebene das Abwehr-Qi stärkt, wird auf der mentalen Ebene die Stimmung gehoben. Daher kann die Verschreibung bei mentaler Niedergeschlagenheit und Mangel an Selbstbehauptung angewandt werden. Die in Frage kommenden Patienten werden leicht von der psychischen Ausstrahlung anderer Menschen und deren Negativität beeinflusst.

Vorsichtsmaßnahmen und Kontraindikationen

Unter der Voraussetzung, dass der Patient an einer konstitutionellen Yang-Leere leidet und die Zunge blass ist, kann die Rezeptur in niedriger Dosierung (1–2 Tabletten am Tag) über lange Zeit eingenommen werden.

Zeitpunkt der Anwendung

Eine höhere Dosis morgens einnehmen.

Anmerkung:

Der Kräuterwächter für das Yang kann auch als allgemeiner Schutz des Immunsystems und zur Krankheitsvorbeugung eingesetzt werden. In diesem Fall kann die Dosierung jeweils im Herbst und Winter erhöht und im Frühjahr und Sommer wieder erniedrigt werden.

Kräuterwächter für das Yin

Huang Qi Radix Astragali
Xi Yang Shen Radix Panacis Quinquefolii
Ling Zhi Fructificatio Ganodermae Lucidi
Wu Wei Zi Fructus Schisandrae
Mai Men Dong Radix Ophiopogonis
Bei Sha Shen Radix Glehniae
Bai He Bulbus Lilii
Yu Zhu Rhizoma Polygonati Odorati
Shou Di Huang Radix Rehmanniae Praep.
Shan Zhu Yu Fructus Corni
Shan Yao Radix Dioscoreae
Da Zao Fructus Jujubae
Zhi Gan Cao Radix Glycyrrhizae Praep.
Zhi Mu Rhizoma Anemarrhenae
Fu Ling Poria
Internat.: Herbal Sentinel - Yin

Muster: Lungen-, Milz- und Nieren-Qi-Leere, Yin-Leere.
Wirkweise: Füllt das Lungen-Qi auf, stärkt die Niere, nährt das Yin, konsolidiert die Oberfläche, unterstützt das Abwehr-Qi.
Anwendungen: Erkältungsneigung, untere Rückenschmerzen, Nachtschweiß, Hitzempfindungen am Abend, Abgeschlagenheit, Appetitverlust, schwache Stimme, Spontanschweiß, Benommenheit, Tinnitus, allergische Rhinitis, allergisches Asthma.
Zunge: Rot ohne Belag oder mit einem Belag ohne Wurzel. Möglicherweise ist die Zunge nur im Zentrum oder im vorderen Teil rot. Sie kann auch nur etwas rot sein mit einem Belag ohne Wurzel.
Puls: Oberflächlich leer oder fein.

Erläuterung

Dies ist eine neue Rezeptur, welche Lunge- und Milz-auffüllende Substanzen wie Huang Qi Radix Astragali zur Stärkung des Abwehr-Qi und Konsolidierung der Oberfläche enthält. Außerdem gibt es Lungen-Yin- und Magen-Yin-nährende Ingredienzen wie Wu Wei Zi Fructus Schisandrae, Mai Men Dong Radix Ophiopogoni, Bei Sha Shen Radix Glehniae, Bai He Bulbus Lilii und Yu Zhu Rhizoma Polygonati Odorati. Zhi Mu Rhizoma Anemarrhenae wurde hinzugefügt, um jede möglicherweise auftretende Leere-Hitze zu klären. Fu Ling Poria wurde hinzugefügt, um jeder Form von Feuchtigkeit, die möglicherweise von den Yin-nährenden Kräutern generiert wird, entgegenzuwirken.

Wie der Kräuterwächter für das Yang wurde diese Rezeptur zur Tonisierung der Vitalkraft sowie zur Stärkung des Immunsystems und Anhebung der Widerstandskraft gegen Erkrankungen entworfen. Die vorliegende Rezeptur richtet sich an Personen, die an einer Yin- und Qi-Leere der Lunge, der Milz und der Niere leiden. Diese Verschreibung ist auch als ein Schutz vor dem Eindringen von äußerem Wind gedacht. Daher kann sie auch dann angewandt werden, wenn zwar keine deutlichen Symptome einer Yin-Leere der oben genannten Organ-Funktionskreise vorliegt, dafür aber eine einfache Tendenz oder konstitutionelle Neigung zu einem solchen Leere-Zustand. Solange die Zunge leicht rot ist und einen Belag ohne Wurzel aufweist und leichte Symptome der Yin-Leere vorliegen, kann die Rezeptur angewandt werden.

Was die oben angesprochene allergische Rhinitis und Asthma anbetrifft, so ist die Rezeptur eher von präventiver denn kurativer Wirkung. Sie sollte nur eingenommen werden, entweder wenn der Erkrankungszustand ausgeheilt ist, oder wenn ein chronischer Zustand vorliegt, in dem etwa die Asthmaattacken leicht sind und selten auftreten. Eine Akupunkturbehandlung, welche auf das Wiederherstellen des Sichabsenkens und Sichverteilens des Lungen-Qi abzielt, kann dann in Verbindung mit der Verschreibung eingesetzt werden.

Mental-emotionales Muster

Schlüsselwörter: Wiedererstarkung.

Die Rezeptur ist ähnlich dem der Kräuterwächter für das Yang aufgebaut. Sie stärkt das Abwehr-Qi auf der physischen Ebene. Sie hebt ebenfalls die Stimmung und kann daher bei mentaler Niedergeschlagenheit und Mangel an Selbstbehauptung angewandt werden. Die in Frage kommenden Patienten werden leicht von der psychischen Ausstrahlung anderer Menschen und deren Negativität beeinflusst. Zusätzlich zu den in dem Abschnitt zum der Kräuterwächter für das Yang erwähnten mental-emotionalen Symptomen werden auch eine vage Bangigkeit, eine Schlaflosigkeit und Vergesslichkeit bestehen.

Vorsichtsmaßnahmen und Kontraindikationen

Es bestehen keine besonderen Kontraindikationen abgesehen davon, dass die Rezeptur nur angewandt werden sollte, wenn der Patient klare Zeichen der Yin-Leere oder zumindest eine Tendenz dazu wie oben erläutert aufweisen sollte. Bei niedriger Dosierung (1–2 Tabletten am Tag) kann sie über lange Zeit eingenommen werden.

Zeitpunkt der Anwendung

Eine höhere Dosis abends einnehmen.

Anmerkung: Der Kräuterwächter für das Yin kann auch als allgemeiner Schutz des Immunsystems und zur Krankheitsvorbeugung eingesetzt werden. In diesem Fall kann die Dosierung jeweils im Herbst und Winter erhöht und im Frühjahr und Sommer wieder erniedrigt werden.

Kräuterwächter für Kinder

Gui Zhi Ramulus Cinnaamomi
Bai Shao Radix Paeoniae Alba
Sheng Jiang Rhizoma Zingiberis Recens
Da Zao Fructus Jujubae
Zhi Gan Cao Radix Glycyrrhizae Praep.
Shen Qu Massa Fermentata Medicinalis
Lai Fu Zi Semen Raphani
Shan Zha Fructus Crataegi
Gu Ya Fructus Oryzae Sativae Germinativus
Ji Nei Jin Endothelium Corneum Gigeriae Galli
Tai Zi Shen Radix Pseudostellariae
Huang Qi Radix Astragali
Bai Zhu Rhizoma Atractylodes Macrocephalae
Fang Feng Radix Ledebouriellae
Fu Ling Poria
Chen Pi Pericarpium Citri Reticulatae
Internat.: Children's Herbal Sentinel

Muster: Qi-Leere, Feuchtigkeit, Stagnation von Speisen.
Wirkweise: Füllt das Qi auf, konsolidiert die Oberfläche, hebt die Immunfunktion an, wandelt Feuchtigkeit um und zerstreut die Stagnation von Speisen.
Anwendungen: Erkältungsneigung, Heuschnupfen, Verdauungsschwäche, Appetitverlust, Lustlosigkeit, ständig laufende Nase, wiederkehrende leichte Abdominalschmerzen.

Erläuterung

Dies ist eine neue Rezeptur, welche das Qi auffüllt, das Abwehr-Qi unterstützt und die Immunfunktion bei Kindern stärkt. Sie enthält im Kern zwei klassische Rezepturen, nämlich das „Dekokt von Kassiazweigen" (Gui Zhi Tang), um Abwehr- und Nährendes-Qi zu harmonisieren, und die „Behütende und harmonisierende Arzneikugel" (Bao He Wan), um die Verdauung zu regulieren und die Stagnation von Speisen zu zerstreuen. Mit dem „Jadewindschirm-Pulver" (Yu Ping Feng San) wird das Abwehr-Qi gestärkt und die Oberfläche konsolidiert. Verdauungsfördernde Kräuter wurden eingefügt, weil fast alle kleinen Kinder ein schwaches Verdauungssystem (das im Zuge des Wachstums stärker wird) mit der Tendenz zur Akkumulation von Speisen aufweisen. Dieser Umstand ist nicht nur eine Quelle von Verdauungsproblemen, sondern er schwächt durch die Behinderung des Transfers der Speisenessenzen von der Milz zur Lunge auch das Abwehr-Qi. Daher ist bei Kindern eine Verdauungsschwäche sehr häufig die Wurzel einer Schwäche des Abwehr-Qi. Im Gegensatz zu den Kräuterwächter-Rezepturen für Erwachsene wurden keine Nieren-Yang-auffüllenden Substanzen verwandt, da Kinder normalerweise keiner Auffüllung der Niere bedürfen, es sei den, sie leiden an Ekzemen oder allergischem Asthma.

Mental-emotionales Muster

Das Kind kann an einem Gefühl der Unsicherheit im Zusammenhang mit einer belastenden familiären Situation leiden und nachts weinend aufwachen. Jüngere

Kinder können zu schlechter Laune neigen, ältere Kinder im Wechsel deprimiert sein.

Vorsichtsmaßnahmen und Kontraindikationen

Die Rezeptur ist zur Langzeiteinnahme geeignet.

Nähre die Wurzel

Sheng Di Huang Radix Rehmanniae
Shan Yao Radix Dioscoreae
Shan Zhu Yu Fructus Corni
Gou Qi Zi Fructus Lycii
Huai Niu Xi Radix Achyranthis Bidentatae
Tu Si Zi Semen Cuscutae
Lu Jiao Shuang Cornu Cervi Degelatinatum
Gui Ban Jiao Colla Carapacis et Plastri Testudinis
Zhi Gan Cao Radix Glycyrrhizae Praep.
Ze Xie Rhizoma Alismatis
Tian Men Dong Radix Asparagi
Di Gu Pi Cortex Lycii
Internat.: Nourish the Root

Muster: Nieren-Yin-Leere.
Wirkweise: Nährt das Nieren-Yin und die Essenz, stärkt die Kräfte der Selbstverwirklichung.
Anwendungen: Benommenheit, Tinnitus, muskelkaterähnliche Rücken- und Beinbeschwerden, Nachtschweiß, trockener Mund und Rachen am Abend, Hitzeempfindungen und unbestimmte Angstgefühle am Abend, Hitze der Fünf Herzen (Hitzeempfindungen der Handflächen, Fußsohlen und Brust), Durst mit dem Verlangen, in kleinen Schlucken zu trinken, Erschöpfung, Niedergeschlagenheit, trockener Stuhl, untere Rückenschmerzen, Infertilität, Durchschlafstörungen, Verschwommensehen, trockene Haut und trockene Haare, Trockenheit der Vagina, trockene Augen, abgemagerter Körper, wenig und dunkler Urin.
Zunge: Das Erscheinungsbild kann variieren von einem nahezu normalen Zungenkörper (mit einer Tendenz zum Roten) mit einem Belag ohne Wurzel bis zu einem roten Zungenkörper ohne jeden Belag, abhängig vom Grad der Yin-Leere und der Leere-Hitze. Je weniger Belag vorhanden ist, desto größer ist die Yin-Leere, und je röter der Zungenkörper ist, desto stärker ist die Leere-Hitze.

Erläuterung

Nähre die Wurzel ist eine Variation der Verschreibung „Arzneikugel zur Wiederherstellung der linken [Niere]" (Zuo Gui Wan) zur Nährung des Nieren-Yin. Diese Zubereitung wurde als die hauptsächliche Rezeptur zur Nährung des Nieren-Yin ausgewählt, da die klinische Erfahrung zeigt, dass sie sich besser für westliche Patienten eignet als die berühmte „Liu Wei Di Huang Wan" (Arzneikugel mit sechs Spezies und Rehmannia), da sie auch zum Nähren des Blutes tendiert (mit Gou Qi Zi Fructus Lycii) und den Rücken wie auch das Nieren-Yang stärkt (mit Lu Jiao Shuang Cornu Cervi Degelatinatum und Huai Niu Xi Radix Achyranthis Bidentatae).

Die Rezeptur eignet sich für ein extrem weites Feld von Problemen, sofern das zugrunde liegende Zustandsmuster eine Nieren-Yin-Leere ist. Falls allerdings sehr ausgeprägte Leere-Hitze vorhanden ist, sollte der Einsatz der Verschreibung Erleichtere dem Yin die Reise erwogen werden. Auch wenn diese Rezeptur primär auf die Behandlung menopausaler Probleme auf dem Boden einer Nieren-Yin-Leere zielt, so ist ihr Gebrauch jedoch nicht allein auf Frauen beschränkt. Sie kann bei Patienten beiderlei Geschlechts und in jedem Lebensalter eingesetzt werden, solange das Zustandsmuster einer Nieren-Yin-Leere mit ausgeprägter Leere-Hitze entspricht. Wegweisend ist die rote, rissige Zunge ohne Belag.

Die möglichen Ursachen für einen solchen Zustand sind Überarbeitung (zu lange Arbeitszeiten ohne adäquate Ruhezeiten über Jahre), unregelmäßige Ernährung, zu häufige Schwangerschaften in kurzen Abständen und exzessive sexuelle Betätigung.

Mental-emotionales Muster

Schlüsselwörter: Das verleugnete Selbst.

Die Rezeptur nährt die Leber und das Nieren-Yin. Die Betonung liegt auf der Stärkung der Sehnen und Knochen und den Problemen, die mit der Leber und der Niere verbunden sind. Niu Xi und Lu Jiao üben insbesondere diese Funktion in der Rezeptur aus. Es besteht eine Korrelation zwischen dem physischen Aspekt der Stärkung von Sehnen und Knochen mit Kräutern, die auf die Leber und die Niere einwirken, und der Stärkung der Äther-Seele (Hun) und der Kräfte der Selbstverwirklichung (Zhi), welche mit diesen Organen in Beziehung stehen. Die Äther-Seele ist in der Leber beheimatet und ist verantwortlich für das vorausschauende Planen und die Ausrichtung im Leben. Die Kräfte der Selbstverwirklichung residieren in der Niere und kontrollieren den Schwung, den Enthusiasmus und die geistige Initiative. Wenn das Yin der Leber und der Niere leer ist, dann ist die Äther-Seele ihrer Wurzel beraubt und die Kräfte der Selbstverwirklichung sind schwach. Dies führt zu Niedergeschlagenheit und Erschöpfung, was sich in einer Unausgerichtetheit, einer Ziellosigkeit sowie einem Verlust von Schwung und Willenskraft äußert. In der gleichen Weise, wie eine Steifigkeit im Rücken besteht, wird auch die geistige Haltung der betreffenden Person von einer Tendenz zur Rigidität geprägt sein.

Der Zustand kann entweder als Konsequenz emotionaler Probleme aufgrund von Schreck, Furcht oder Schuldgefühlen, oder umgekehrt als Folge einer Erschöpfung des Nieren-Yin und der Nierenessenz (durch Überarbeitung und/oder exzessive sexuelle Betätigung) entstehen. Insbesondere übersteigerte Schuldgefühle sind häufig der Grund einer Nieren-Yin-Leere, gepaart mit einem gewissen Absinken des Nieren-Qi. Über lange Zeit bestehende Schuldgefühle zermürben die Geisteskraft und die Kräfte der Selbstverwirklichung und verbrauchen das Yin.

Vorsichtsmaßnahmen und Kontraindikationen

Yin-nährende Substanzen haben einen übersättigenden Charakter und neigen dazu, die Milz zu schwächen und Feuchtigkeit zu vermehren. Falls eine Milz-Leere und etwas Feuchtigkeit zusammen mit der Nieren-Yin-Leere vorliegt (was recht häufig der Fall ist), sollte die Rezeptur nicht kontinuierlich angewandt werden. Nach 3–4 Monaten der Einnahme sollte für 1–2 Monate ausgesetzt werden. Alternativ dazu kann der Behandler die Nieren-Yin-Leere mit der Rezeptur angehen und Akupunktur zum Auffüllen der Milz und Umwandeln der Feuchtigkeit einsetzen.

Klassischer Vorläufer
Zuo Gui Wan (Arzneikugel zur Wiederherstellung der linken [Niere]).

Zeitpunkt der Anwendung
Am Abend einzunehmen (oder eine höhere Dosis abends einnehmen), idealerweise mit ein wenig leicht gesalzenem, heißem Wasser.

Anmerkung:
Nähre die Wurzel kann für komplexe Zustände, charakterisiert durch eine Leere des Nieren-Yin wie auch des Nieren-Yang, eingesetzt werden. Solche Zustände sind häufig anzutreffen, insbesondere bei Frauen. Zu den klinischen Erscheinungen gehören Benommenheit, Tinnitus, Nachtschweiß, Hitzeempfindungen am Abend, Hitzewallungen, kalte Hände und Füße und häufiger heller Urin. Dennoch muss betont werden, dass die Rezeptur nur einzusetzen ist, wenn die Leere des Nieren-Yin die des Nieren-Yang überwiegt, so dass die Zunge zum roten Farbton hin tendiert.

Nähre die Wurzel und kläre Wind

Shou Di Huang Radix Rehmanniae Praep.
Sheng Di Huang Radix Rehmanniae
Yu Zhu Rhizoma Polygonati Odorati
Bai Shao Radix Paeoniae Alba
Mu Dan Pi Cortex Moutan
Zhi Mu Rhizoma Anemarrhenae
Wu Jia Pi Cortex Acanthopanacis
Mu Gua Fructus Chaenomelis
Sang Ji Sheng Herba Taxilii
Qin Jiao Radix Gentianae Macrophyllae
Wei Ling Xian Radix Clematidis
Xi Xian Cao Herba Siegesbeckiae
Hai Feng Teng Caulis Piperis Futokadsurae
Zhi Gan Cao Radix Glycyrrhizae Praep.
Internat.: Nourish the Root and Clear Wind

Muster: Chronisches, schmerzhaftes Wind-Feuchtigkeits-(Bi)-Syndrom der Obturation auf dem Boden einer Nieren-Yin-Leere.

Wirkweise: Nährt die Niere und die Leber, stärkt die Knochen und Sehnen, vertreibt Wind-Feuchtigkeit aus den Gelenken.

Anwendungen: Untere Rückenschmerzen, Knieschmerzen, Ischialgie, Gelenkschmerzen, Benommenheit, Tinnitus, Nachtschweiß, schwindende Potenz oder schwindendes sexuelles Verlangen, nachlassendes Gedächtnis, Verschwommensehen, trockene Augen, trockene Haut.

Zunge: Rot ohne Belag oder mit wurzellosem Belag.

Puls: Schwach an beiden hinteren Positionen oder oberflächlich leer.

Erläuterung

Nähre die Wurzel und kläre Wind ist eine andere neue Rezeptur, die geschaffen wurde, um die häufige klinische Situation der chronischen Retention von Wind und Feuchtigkeit in den Gelenken auf dem Hintergrund einer Nieren-Yin-Leere zu begegnen. Das in dieser Rezeptur verwirklichte Prinzip ist das gleiche wie bei Brokat-Sehnen, abgesehen von dem Umstand, dass sich dieses Rezept an eine eindeutige Nieren-Yin-Leere richtet statt an eine Leber-Blut- oder Leber-Yin-Leere. Diese Rezeptur ist besonders geeignet für chronische rheumatische Beschwerden bei älteren Patienten.

Mental-emotionales Muster

Schlüsselwörter: Durchbrechen alter Muster.

Furcht, Schuldgefühle und Schreck sind die hauptsächlichen Ursachen dieses Zustandsmusters. Diese Emotionen schwächen die Niere, so dass der Patient sich niedergedrückt und erschöpft fühlt und es ihm an Willenskraft mangelt. Zudem wird eine gewisse geistige Rigidität und Ängstlichkeit zu beobachten sein.

Vorsichtsmaßnahmen und Kontraindikationen

Unter der Voraussetzung, dass der Patient an einer Yin-Leere der Niere und/oder der Leber leidet, gibt es keine spezifischen Kontraindikationen für die Anwendung. Allerdings können die Yin-auffüllenden über lange Zeit die Milz schwächen. Dem kann jedoch leicht mit Akupunktur begegnet werden.

Zeitpunkt der Anwendung

Eine Dosis vor dem Frühstück einnehmen.

Öffne das Herz

Ban Xia Radix Pinelliae
Hou Po Cortex Magnoliae Officinalis
Zi Su Ye Folium Perillae
Da Zao Fructus Jujubae
Gan Cao Radix Glycyrrhizae
Chai Hu Radix Bupleuri
Bai He Bulbus Lilii
Jie Geng Radix Platycodi
Qing Pi Pericarpium Citri Reticulatae Viride
He Huan Pi Cortex Albizziae
Internat.: Open the Heart

Muster: Stagnation des Lungen- und Herz-Qi in der Brust aufgrund emotionaler Probleme, wie Trauer, Sorge und Grübelei.
Wirkweise: Bewegt das Qi in der Brust, befördert das Sichabsenken des Lungen- und Herz-Qi, beruhigt die Geisteskraft und festigt die Körperseele.
Anwendungen: Enge- und Druckgefühl im Bereich der Brust und des Epigastriums, leichte Kurzatmigkeit, Seufzen, Ängstlichkeit, Traurigkeit, Niedergeschlagenheit, Reizbarkeit, blasses Aussehen, leichte Brustschmerzen, Kloßgefühl im Hals (Globus hystericus).
Zunge: Möglicherweise leicht rot im Brustareal (seitlich neben dem Zentrum).
Puls: Insgesamt leicht saitenförmig, vor allem an der vorderen Position, aber auch schwach und leer.
Die Rezeptur ist hauptsächlich darauf ausgerichtet, stagnierendes Lungen- und Herz-Qi zu bewegen. Eine Stagnation des Herz- und Lungen-Qi ergibt sich aus Traurigkeit und Grübelei über lange Zeit. Diese Emotionen erschöpfen zunächst das Herz-Qi und das Lungen-Qi und drücken die Geisteskraft und die Körperseele nieder. Die Erschöpfung des Lungen-Qi durch Traurigkeit und Grübelei führt zum flachen Atem und schlechter Zirkulation des Qi in der Brust sowie möglicherweise zur Stagnation des Lungen-Qi in der Brust. Die gleichzeitige Leere und Stagnation des Lungen-Qi kann auch Schleim entstehen lassen. Die Lungenleitbahn beeinflusst den Rachen und die Stagnation kann so zu einem Gefühl der Obstruktion in diesem Bereich führen.

Erläuterung

Öffne das Herz ist eine gut überprüfte Variation des „Pinellia-Magnolia-Dekokts" (Ban Xia Hou Po Tang). Sie zielt auf die Behandlung von emotionalem Stress aufgrund von Kummer, Frustration oder aufgestautem Ärger, was sich in einem Engegefühl der Brust oder einem Obstruktionsgefühl der Kehle äußert. Diese Rezeptur wird oft als eine Verschreibung herangezogen, die das Leber-Qi bewegt, obwohl sie tatsächlich die Qi-Stagnation in der Brust behandelt, welche weniger auf die Leber als vielmehr auf die Lunge und das Herz zurückgeht. Da die Leber jedoch den freien Fluss des Qi kontrolliert und immer involviert ist, wenn das Qi stagniert, wurden Chai Hu Radix Bupleuri und Qing Pi Pericarpium Citri Reticulatae Viridae hinzugefügt, um die Leber zu besänftigen und die Stagnation zu eliminieren. Bai He Bulbus Lilii und Jie Geng Radix Platycodi wurden hinzugefügt, um das Lungen-Qi zu bewegen und die Körperseele zu beruhigen. He Huan Pi Cortex Albizziae wurde hinzugefügt, um die Körperlöcher der Geisteskraft zu öffnen und Niedergeschlagenheit aufzulösen.

Mental-emotionales Muster

Schlüsselwörter: Es fällt ein Stein vom Herzen.

Die Stagnation des Herz- und Lungen-Qi entsteht aus lange währender Traurigkeit und Grübelei mit einer daraus resultierenden Erschöpfung der Geisteskraft und der Körperseele. Beide sind in der Brust beheimatet, weshalb die Stagnation die Atmung beeinträchtigt. Der Patient ist ängstlich wie auch traurig, seufzt häufig und klagt über ein typisches Druckgefühl in der Kehle und auf der Brust. Dies wird durch die Konstriktion der Körperseele in Kehle und Brust hervorgerufen. Die chronische Stagnation des Herz-Qi obstruiert die Geisteskraft und führt zu schwerwiegender Verwirrung. Die Rezeptur wird im sprichwörtlichen Sinne gebraucht, damit „Steine vom Herzen fallen".

Vorsichtsmaßnahmen und Kontraindikationen

Es existieren keine spezifischen Kontraindikationen für diese Rezeptur.

Klassischer Vorläufer

Ban Xia Hou Po Tang (Pinellia-Magnolia-Dekokt).

Prächtige See

Dang Gui Radix Angelicae Sinensis
Shou Wu Radix Polygoni Multiflori
Gou Qi Zi Fructus Lycii
Bai Xian Pi Cortex Dictamni
Mu Dan Pi Cortex Moutan
Huang Qin Radix Scutellariae
Tu Si Zi Semen Cuscutae
Sheng Di Huang Radix Rehmanniae
Ze Xie Rhizoma Alismatis
Ban Xia Radix Pinelliae
Fu Ling Poria
Gan Cao Radix Glycyrrhizae
Internat.: Glorious Sea

Muster: Leber-Blut-Leere, Feuchtigkeit in der Haut, leichte Blut-Hitze.
Wirkweise: Nährt das Leber-Blut, füllt die Niere auf, nährt die Haut, wandelt Feuchtigkeit um, kühlt das Blut.
Anwendungen: Blass fahle Gesichtsfarbe ohne „Shen", trockene Haut, trockene Hautausschläge, fleckförmige Hautveränderungen, Juckreiz, trockene Haare und brüchige Nägel.

Erläuterung

Das Mittel Prächtige See, eine neue Rezeptur, befeuchtet und verbessert den Glanz und die Struktur der Haut bei denen, die an einer Leber-Blut- und Nieren-Leere leiden. Dies ist der häufigste pathologische Hintergrund von chronischen Hauterkrankungen, da sowohl das Leber-Blut als auch das Nieren-Yin die Haut nähren und befeuchten. Darüber hinaus, quasi als zweites therapeutisches Ziel, kühlt die Rezeptur das Blut und wandelt Feuchtigkeit in der Haut um, was den Anwendungsbereich bei Hautproblemen erweitert. Die Rezeptur ist ebenfalls für trockene Hautausschläge aufgrund von Blut-Hitze und Wind-Hitze auf dem Hintergrund einer Nieren-Yin-Leere nach der Menopause geeignet.

Das Rezept kann jedoch auch bei Abwesenheit von aktuellen Hauterkrankungen zur Verbesserung der Beschaffenheit der Haut benutzt werden. Während es einerseits die natürlichen Flüssigkeiten in der Haut vermehrt, so entfernt es andererseits auch überflüssigen Schleim aus der Haut.

Mental-emotionales Muster

Schlüsselwörter: Das verlorene Selbst.

Dem Patienten wird ein Gefühl für die Ausrichtung im Leben fehlen (aufgrund der unzureichenden Verwurzelung der Äther-Seele im Leber-Blut) und es wird ihm an Willensstärke mangeln (aufgrund der Nieren-Leere). Daher wird nicht nur ein Gefühl der Ziellosigkeit sondern auch ein Mangel an Schwung zur Ausführung von Plänen bestehen.

So wie der Gesichtsausdruck subtil den Geisteszustand widerspiegelt, korrespondiert das Nähren der Haut durch die Rezeptur mit einer Verwurzelung der Äther-Seele (Hun) und der Kräfte der Selbstverwirklichung (Zhi).

Vorsichtsmaßnahmen und Kontraindikationen

Die für diese Rezeptur zu beachtenden Vorsichtsmaßnahmen gelten grundsätzlich für alle Blut-nährenden Verschreibungen: Blut-nährende Kräuter können dazu neigen, die Milz zu schwächen und Feuchtigkeit zu vermehren. In Falle der hier präsentierten Rezeptur sind jedoch mehrere Kräuter enthalten, welche Feuchtigkeit umwandeln, so dass die Verschreibung gut balanciert ist. Zudem kann die Milz leicht mit einer Akupunkturbehandlung unterstützt werden.

Radiatio-Adjuvans

Huang Qi Radix Astragali
Dang Gui Radix Angelicae Sinensis
Hong Hua Flos Carthami
Dan Shen Radix Salviae Miltiorrhizae
Tai Zi Shen Radix Pseudostellariae
Shou Wu Radix Polygoni Multiflori
Gou Qi Zi Fructus Lycii
Wu Wei Zi Fructus Schisandrae
Nu Zhen Zi Fructus Ligustri Lucidi
Zhi Mu Rhizoma Anemarrhenae
Mu Dan Pi Cortex Moutan
Chi Shao Radix Paeoniae Rubra
Gan Cao Radix Glycyrrhizae
Internat.: Radio-Support

Muster: Qi- und Blutleere, Yin-Leere, Blut-Stase, Blut-Hitze.
Wirkweise: Füllt das Qi auf, nährt das Blut, nährt das Yin, bewegt das Blut, kühlt das Blut.
Anwendungen: Nebenwirkungen der Strahlentherapie lokale Nekrosen, Schmerz, Entzündung, Exsudationen mit einem Brenngefühl.

Vorsichtsmaßnahmen und Kontraindikationen
Diese Rezeptur sollte nur während der Anwendung einer Strahlentherapie eingenommen werden.

Rege das Zinnoberfeld an

Wu Yao Radix Linderae
Dang Gui Radix Angelicae Sinensis
Chuan Xiong Rhizoma Chuanxiong
Tao Ren Semen Persicae
Mu Dan Pi Cortex Moutan
Chi Shao Radix Paeoniae Rubra
Yuan Hu Rhizoma Corydalis
Gan Cao Radix Glycyrrhizae
Xiang Fu Rhizoma Cyperi
Hong Hua Flos Carthami
Zhi Ke Fructus Aurantii
Pu Huang Pollen Typhae
Dan Shen Radix Salviae Miltiorrhizae
Bai Shao Radix Paeoniae Alba
Internat.: Stir Field of Elixir

Muster: Blut-Stase im Unteren Erwärmer.
Wirkweise: Bewegt das Blut, eliminiert Stasen, löst Geschwulste auf.
Anwendungen: Unterleibsschmerzen von fixer Lokalisation und von stechendem Charakter, abdominelle Geschwulste, Endometriose, ovarielle Zysten, Myome, Dysmenorrhö aufgrund von Blut-Stase, unregelmäßige Periodenblutungen, prämenstruelle Schmerzen, Periodenblutungen, die mit dunklem, klumpigem Blut beginnen und enden, Reizbarkeit, Erregtheitszustände, innere Unruhe.
Zunge: Purpurn.
Puls: Rau oder saitenförmig oder gespannt.

Erläuterung

Rege das Zinnoberfeld an ist eine Variation des „Dekokts zur Vertreibung von Stasen unter dem Zwerchfell" (Ge Xia Zhu Yu Tang). Pu Huang Pollen Typhae, eine Substanz, die sowohl Blutungen stoppt als auch das Blut belebt, wurde hinzugefügt, um den Blut-belebenden Effekt der anderen Drogen abzumildern. Dan Shen Radix Salviae Miltiorrhizae und Bai Shao Radix Paeoniae Alba wurden hinzugefügt, um Blut und Qi zu bewegen, die Geisteskraft zu befrieden, die Leber zu besänftigen und Schmerz zu stillen. Es handelt sich um eine wichtige Rezeptur zur Behandlung abdomineller Schmerzen, die auf eine Blut-Stase, eine häufige Situation insbesondere bei Frauen, zurückgehen.

Die Rezeptur bewegt nur das Blut, ohne irgendeine zugrunde liegende Ursache für die Blut-Stase, wie eine Qi-Leere, Blutleere oder Kälte, anzugehen. Daher sollte sie nur für eine begrenzte Zeit benutzt oder mit einer anderen geeigneten Rezeptur, welche sich gegen die zugrunde liegende Ursache der Blut-Stase richtet, kombiniert werden.

Mental-emotionales Muster

Schlüsselwörter: Aussöhnung mit sich selbst.

Wut, Hass, Schuldgefühle und Schreck können zur Entwicklung dieses Zustandsmusters führen. Es ist häufiger bei Frauen anzutreffen, da diese eine Neigung zur Blut-Stase im Unteren Erwärmer aufweisen.

Der Patient wird Gefühle der Erregtet, der Wut, des Verfolgtseins und des Neids verspüren. Diese emotionellen Äußerungen können nachts ausgeprägter sein.

Vorsichtsmaßnahmen und Kontraindikationen

Diese Rezeptur enthält einige recht starke Blut-bewegende Kräuter. Sie sollte nicht länger als drei bis vier Monate ohne Unterbrechung angewandt werden. Dieses Arzneimittel sollte nicht in der Schwangerschaft gegeben werden.

Klassischer Vorläufer

Ge Xia Zhu Yu Tang (Dekokt zur Vertreibung von Stasen unter dem Zwerchfell).

Roter Aufruhr

Dang Gui Radix Angelicae Sinensis
Sheng Di Huang Radix Rehmanniae
Chuan Xiong Rhizoma Chuanxiong
Chi Shao Radix Paeoniae Rubra
Tao Ren Semen Persicae
Hong Hua Flos Carthami
Chai Hu Radix Bupleuri
Zhi Ke Fructus Aurantii
Huai Niu Xi Radix Achyranthis Bidentatae
Jie Geng Radix Platycodi
Gan Cao Radix Glycyrrhizae
Dan Shen Radix Salviae Miltiorrhizae
Yuan Zhi Radix Polygalae
Yu Jin Radix Curcumae
He Huan Pi Cortex Albizziae
Internat.: Red Stirring

Muster: Blut-Stase im Bereich der Brust und der Geisteskraft.
Wirkweise: Bewegt das Blut, eliminiert Stasen, bewegt das Qi, stoppt Schmerzen, beruhigt die Geisteskraft und öffnet die Körperlöcher der Geisteskraft.
Anwendungen: Brustschmerz mit fixer Lokalisation und von stechendem Charakter, chronische stechende Kopfschmerzen, Druck- und Hitzegefühl im Bereich der Brust, Palpitationen, Ängstlichkeit, Erregtheit, Schlaflosigkeit, innere Unruhe zur Schlafenszeit, Reizbarkeit, mentale Konfusion, Niedergeschlagenheit.
Zunge: Purpurn, möglicherweise nur im vorderen Teil oder an den Rändern nach vorne hin.
Puls: Rau oder saitenförmig oder gespannt.

Erläuterung

Roter Aufruhr ist eine Variation der überlieferten Verschreibung „Dekokt zur Beseitigung von Stasen in der Residenz des Blutes“ (Xue Fu Zhu Yu Tang), welche das Blut bewegt und Stasen in der Brust beseitigt. Dan Shen Radix Salviae Miltiorrhizae und Yuan Zhi Radix Polygalae wurden hinzugefügt, um die bewegende Wirkung zu verstärken und die Geisteskraft zu beruhigen, da wiederum emotionaler Stress gewöhnlich die Ursache dieses Zustandsmusters bildet.

Mental-emotionales Muster

Schlüsselwörter: Reines Herz.

Da das Blut die Residenz der Geisteskraft ist, kann jedwede Blutpathologie die Geisteskraft beeinträchtigen. Eine Blut-Stase erregt die Geisteskraft. Wenn Qi und Blut nicht ungehemmt fließen können, wird dies auf einer mental-emotionalen Ebene durch Erregtheit, Ruhelosigkeit und Schlaflosigkeit widergespiegelt. Eine Blut-Stase obstruiert die Geisteskraft, da der gehemmte Fluss des Blutes die Zirkulation des Blutes zur Geisteskraft behindert und so die Körperlöcher vernebelt. Die Obstruktion der Geisteskraft spiegelt sich in Verfolgungsgedanken und konfusem Denken wider.

Wut, Frustration, Groll, übermäßige Freude, Schreck, Begierde und Schuldgefühle können jeweils zur Herz-Blut-Stase führen. Dies tritt üblicherweise erst nach langer Zeit und nach einer vorangehenden Phase der Qi-Stagnation. In einigen Fällen allerdings, insbesondere bei Schreck, kann es zur Ausbildung einer Herz-Blut-Stase innerhalb kurzer Zeit kommen.

Wenn stagnierendes Blut im Herzen die Geisteskraft beeinträchtigt, kann dies Niedergeschlagenheit, Palpitationen, Schlaflosigkeit, ein Erstickungsgefühl in der Brust, Reizbarkeit, Stimmungsschwankungen und in schweren Fällen eine Psychose hervorrufen. Der Schlaf ist dann sehr gestört und der sich in Alpträumen hin und her wälzende Patient wacht mehrere Male in der Nacht auf.

Vorsichtsmaßnahmen und Kontraindikationen
Diese Rezeptur enthält einige recht starke Blut-bewegende Kräuter. Sie sollte nicht länger als drei bis vier Monate ohne Unterbrechung angewandt werden.

Klassischer Vorläufer
Xue Fu Zhu Yu Tang (Dekokt zur Beseitigung von Stasen in der Residenz des Blutes).

Stärke die Wurzel

Shou Di Huang Radix Rehmanniae Praep.
Shan Yao Radix Dioscoreae
Shan Zhu Yu Fructus Corni
Gou Qi Zi Fructus Lycii
Lu Rong Cornu Cervi Pantotrichum
Tu Si Zi Semen Cuscutae
Du Zhong Cortex Eucommiae
Dang Gui Radix Angelicae Sinensis
Rou Gui Cortex Cinnamomi
Gui Zhi Ramulus Cinnaamomi
Zhi Gan Cao Radix Glycyrrhizae Praep.
Ren Shen Radix Ginseng
Zhi Mu Rhizoma Anemarrhenae
Internat.: Strengthen the Root

Muster: Nieren-Yang-Leere, abnehmendes Feuer des Tores der Lebensbestimmung, leichte Blutleere. „Das Feuer des Tores der Lebensbestimmung nährt nicht die Erde", „Kälte im Unteren Erwärmer".
Wirkweise: Füllt das Nieren-Yang auf und wärmt es, schürt das Feuer des Tores der Lebensbestimmung, füllt die Essenz auf, nährt das Blut, stärkt die Kräfte der Selbstverwirklichung.
Anwendungen: Frösteln, kalte Füße, kalte Glieder, untere Rückenschmerzen, schwache Knie, Benommenheit, Tinnitus, Niedergeschlagenheit, Erschöpfung, Impotenz, vorzeitiger Samenerguss, Müdigkeit nach sexueller Aktivität, Libidomangel, Infertilität, Diarrhöneigung, häufiger und heller Urin, leichte Harninkontinenz, Knöchelödeme, Übergewicht, Mangel an Schwung und Begeisterung, Kurzatmigkeit.
Zunge: Blass, feucht.

Erläuterung
Stärke die Wurzel ist eine Variation der Verschreibung „Arzneikugel zur Wiederherstellung der rechten [Niere]" (You Gui Wan) zur Auffüllung des Nieren-Yang. Diese Zubereitung wurde der „Arzneikugel für das Nieren-Qi aus dem goldenen Bücherschein" vorgezogen, da sie einen breiteren therapeutischen Einsatzbereich bietet, indem sie das Blut nährt (durch Gou Qi Zi Fructus Lycii und Dang Gui Radix Angelicae Sinensis) und die Sehnen und Knochen stärkt (durch Du Zhong Cortex Eucommiae). Ren Shen wurde hinzugefügt, um das Qi aufzufüllen und das Ursprungs-Qi zu stärken, und Zhi Mu, um der heißen Natur der überwiegenden Zahl der Kräuter entgegenzutreten. Das zu behandelnde Zustandsmuster ist nicht allein durch Nieren-Yang-Leere, sondern auch durch Verbrauch der Essenz gekennzeichnet. Die Nierenessenz ist die materielle Grundlage für alle physiologischen Aktivitäten der Niere. Die Essenz beinhaltet einen Yin-Aspekt und einen Yang-Aspekt. Hier befindet sich der Yang-Aspekt in Leere. Da die Essenz das Fundament der Drei Schätze die Essenz, das Qi und die Geisteskraft darstellt, führt eine Leere ihres Yang-Aspekts zu extremer Erschöpfung, Mangel an Schwung und gedrückter Stimmung.

Schwere Nieren-Yang-Leere beinhaltet eine Schwächung des Feuers des Tors der Lebensbestimmung (Ming Men), welches neben vielen anderen Funktionen auch das

Herz wärmt und ihm dabei assistiert, der Geisteskraft (Shen) eine Behausung zu geben. Aus diesem Grund ruft eine Leere des Feuers des Tors der Lebensbestimmung mentale Niedergeschlagenheit hervor. Aus Sicht der Leitbahnen beinhaltet eine Leere des Feuers des Tors der Lebensbestimmung immer auch eine Leere des Lenkergefäßes (Du Mai), welches seinen Ursprung im Raum zwischen den Nieren, wo das Ursprungs-Qi pulsiert, hat und durch das Herz fließend in das Hirn eintritt. Somit verbindet es Nieren, Herz und Hirn und damit auch Essenz (Jing), Geisteskraft (Shen) und Hirn als die drei Aspekte der Geisteskraft und der mentalen Aktivitäten in der Chinesischen Medizin. Aus diesem Grunde führt eine Leere des Feuers des Tors der Lebensbestimmung und des Lenkergefäßes zu einer gedrückten Stimmung, Niedergeschlagenheit und Mangel an Begeisterung.

Zu den Ursachen dieses Zustandsmusters zählt gewöhnlich exzessive körperliche Arbeit, insbesondere das Heben schwerer Lasten, lange, chronische Krankheit und exzessive sexuelle Aktivität.

Mental-emotionales Muster

Schlüsselwörter: Der Wahrheit ins Auge sehen.

Furcht, Schreck und Schuldgefühle können die Nieren verletzen und den hier beschriebenen Zustand hervorrufen. Allerdings sind diese Emotionen häufig mehr die Folge denn die Ursache der Nieren-Yang-Leere, welche auf eine der oben genannten Bedingungen zurückgeht.

Die Person wird sich mental und physisch erschöpft fühlen, wird niedergeschlagen sein und einen Mangel an Willenskraft und Initiative aufweisen. Er oder sie wird fast alle Hoffnung auf Besserung, auf einen Neubeginn oder einen Wandel im Leben aufgegeben haben. Alles erscheint zu viel Mühe zu kosten.

Vorsichtsmaßnahmen und Kontraindikationen

Diese Rezeptur hat eine sehr heiße Energie, so dass man zur Verschreibung absolut sicher sein muss, dass zunächst einmal das Zustandsmuster definitiv einer ausgeprägten Yang-Leere entspricht und dass sich zudem keinerlei Hitze in irgendeinem Bereich des Körpers befindet. So ist es beispielsweise gut möglich, dass Feuchtigkeit-Hitze der Blase auf dem Boden einer Nieren-Yang-Leere auftritt. In diesem Fall sollte diese Verschreibung nicht benutzt werden. Man kann dann entweder die Rezeptur mit Erleichtere dem Yin die Reise kombinieren oder Trenne Klares und Trübes oder Kläre die Wurzel für einige Monate anwenden und die Gabe von Stärke die Wurzel anschließen, sobald alle Zeichen der Feuchtigkeit-Hitze verschwunden sind.

Klassischer Vorläufer

You Gui Wan (Arzneikugel zur Wiederherstellung der rechten [Niere]).

Zeitpunkt der Anwendung

Am Morgen einzunehmen (oder eine höhere Dosis morgens einnehmen), idealerweise mit ein wenig leicht gesalzenem, heißem Wasser.

Anmerkung:

Stärke die Wurzel kann für komplexe Zustände, charakterisiert durch eine Leere sowohl des Nieren-Yang wie auch des Nieren-Yin, eingesetzt werden. Solche Zustände sind häufig anzutreffen, insbesondere bei Frauen. Zu den klinischen Erscheinungen gehören beispielsweise Benommenheit, Tinnitus, kalte Hände und Füße, häufiger und heller Urin, Rückenschmerzen, blasse Zunge, Nachtschweiß und Hitzewallungen. Dennoch muss betont werden, dass diese Rezeptur nur einzusetzen ist, wenn die Leere des Nieren-Yang die des Nieren-Yin überwiegt, so dass die Zunge definitiv blass sein muss.

Stütze die Mitte

Bai Zhu Rhizoma Atractylodes Macrocephalae
Dang Shen Radix Codonopsis
Zhi Gan Cao Radix Glycyrrhizae Praep.
Fu Ling Poria
Chen Pi Pericarpium Citri Reticulatae
Ban Xia Radix Pinelliae
Sha Ren Fructus Amomi
Mu Xiang Radix Aucklandiae
Shan Yao Radix Dioscoreae
Huang Qi Radix Astragali
Tai Zi Shen Radix Pseudostellariae
Bian Dou Semen Dolichoris Album
Huo Xiang Herba Agastachis
Hou Po Cortex Magnoliae Officinalis
Zi Su Ye Folium Perillae
Zhi Ke Fructus Aurantii
Shen Qu Massa Fermentata Medicinalis
Internat.: Soothe the Centre

Muster: Magen- und Milz-Qi-Leere, Magen-Yin-Leere, Feuchtigkeit und Stagnation des Qi im Mittleren Erwärmer.
Wirkweise: Füllt das Qi auf, stärkt die Milz, nährt das Magen-Yin, wandelt Feuchtigkeit um und bewegt das Qi der Mitte.
Anwendungen: Appetitverlust, Müdigkeit, Spannungs- und Völlegefühl sowie Schmerzen im Epigastrium, Verdauungsschwäche, Schwäche der Glieder, breiige Stühle, leichte Mundtrockenheit, Frösteln.
Zunge: Blass, Zahneindrücke, klebriger Belag in der Mitte. Falls eine Magen-Yin-Leere vorliegt, kann der Belag ohne Wurzel in der Mitte sein. Falls eine chronische, schwere Milz-Leere vorliegt, können kleine, quer verlaufende Furchen am Zungenrand auftreten.
Puls: Schwach, insbesondere an der rechten mittleren Position.

Erläuterung

Stütze die Mitte ist eine Variation des „Dekokts von Saussurea-Amomum und Sechs Edelleuten" (Xiang Sha Liu Jun Zi Tang). Stütze die Mitte zielt auf einen der häufigsten klinischen Zustände, nämlich Milz- und Magen-Qi-Leere, etwas Magen-Yin-Leere, verbleibende Feuchtigkeit im Mittleren Erwärmer und etwas Qi-Stagnation. Huang Qi Radix Astragali wurde hinzugefügt, um den Qi-auffüllenden Effekt zu verstärken. Shan Yao Rhizoma Dioscoreae, Bian Dou Semen Dolichoris Album und Tai Zi Shen Radix Pseudostellariae wurden hinzugefügt, um das Magen-Yin zu nähren. Huo Xiang Herba Astagachis, Hou Po Cortex Magnoliae Officinalis und Zi Su Ye Folium Perillae wurden hinzugefügt, um Feuchtigkeit auf ätherischem Wege umzuwandeln und um das Magen-Qi zu harmonisieren. Zhi Ke Fructus Aurantii wurde eingeschlossen, um das Qi zu bewegen, und Shen Qu Massa Fermentata Medicinalis, um die Verdauung zu fördern. Der hauptsächliche Unterschied zwischen Ungestörte Passage und Stütze die Mitte besteht darin, dass die erstere Rezeptur auf eine Harmonisierung von Leber und Milz sowie die Behandlung der Eingeweide (daher Verstopfung und Durchfall) zielt, während die letztere mehr auf die Behandlung des Mittleren Erwärmers und von Verdauungsproblemen des Magens und der Milz mit etwas Feuchtigkeit und etwas Qi-Stagnation zielt.

Die Rezeptur kann beim postviralen Müdigkeitssyndrom mit vorwiegendem Leere-Zustand und ausgeprägten Verdauungssymptomen und nur wenig verbleibender Feuchtigkeit in den Muskeln angewandt werden. Der hauptsächliche Unterschied zwischen dieser Rezeptur und Fülle das Qi auf und erleichtere die Muskeln, welche auch beim postviralen Syndrom angewandt wird, besteht darin, dass die letztere Rezeptur angewandt wird, wenn Müdigkeit, Muskelschmerzen und Niedergeschlagenheit die vorherrschenden Symptome sind, während die erste Rezeptur angewandt wird, wenn Müdigkeit und Verdauungsprobleme die Hauptbeschwerden sind. Wenn beim chronischen Müdigkeitssyndrom Feuchtigkeit vorherrscht, sollte die Anwendung von Erleichtere die Muskeln (für Feuchtigkeit-Hitze) oder Drainiere die Felder (für Feuchtigkeit) erwogen werden.

Es ist zu berücksichtigen, dass diese Rezeptur auf eine Qi-Leere mit Feuchtigkeit zielt, weshalb die Zunge einen recht dicken, klebrigen Belag aufweisen sollte. Falls die Magen-Yin-Leere ausgeprägt ist und der Belag vollständig fehlt, ist diese Rezeptur ungeeignet. In einem solchen Fall sollte die Anwendung von Jadequelle erwogen werden.

Mental-emotionales Muster

Schlüsselwörter: Sein eigenes Zentrum finden.

Die Person wird sich niedergeschlagen und entmutigt fühlen und unter merklichen Impotenzempfindungen leiden. Ihm oder ihr wird die Selbstmotivation schwer fallen, da ständig der Eindruck besteht, herabgezogen zu werden, verloren zu sein, kein Zentrum zu besitzen, kein Selbstwertgefühl, leer zu sein. Da das Erdelement in Leere steht, fehlt der Person ein „Zentrum“, eine „Mitte“, und es kommt zur Verwirrung angesichts der Lebensaufgaben und zu leichter Beeinflussbarkeit.

Die Person wird sich mental und physisch erschöpft fühlen, wird niedergeschlagen sein und einen Mangel an Willenskraft und Initiative aufweisen. Er oder sie wird fast alle Hoffnung auf Besserung, auf einen Neubeginn oder einen Wandel im Leben aufgegeben haben. Alles erscheint zu viel Mühe zu kosten.

Vorsichtsmaßnahmen und Kontraindikationen

Da die drei Zustandsmuster (Magen- und Milz-Leere, Stagnation des Qi und Feuchtigkeit im Mittleren Erwärmer), gegen welche sich diese Rezeptur wendet, extrem verbreitet sind, bestehen im Wesentlichen keine Gegenanzeigen.

Klassischer Vorläufer

Xiang Sha Liu Jun Zi Tang (Dekokt von Saussurea-Amomum und Sechs Edelleuten).

Treibe Wind-Hitze aus

Bo He Herba Menthae
Dan Dou Chi Semen Sojae Praeparatum
Dan Zhu Ye Herba Lophatheri
Jing Jie Herba Schizonepetae
Jin Yin Hua Flos Lonicerae
Lian Qiao Fructus Forsythiae
Jie Geng Radix Platycodi
Gan Cao Radix Glycyrrhizae
Niu Bang Zi Fructus Arctii
Fang Feng Radix Ledebouriellae
Da Qing Ye Folium Isatidis
Ju Hua Flos Chrysanthemi
Xing Ren Semen Armeniacae Amarum
Huang Qin Radix Scutellariae
Internat.: Expel Wind-Heat

Muster: Einfall von Wind-Hitze auf der Ebene des Abwehr-Qi.
Wirkweise: Befreit die Oberfläche, treibt Wind-Hitze aus.
Anwendungen: Abneigung gegen Kälte, Schüttelfrost, Fieber, Schmerzen im ganzen Leib, Kopfschmerzen, leichter Durst, Husten, Schnupfen, laufende Nase mit leicht gelblichem Ausfluss, wunder Rachen, geschwollene Mandeln, geschwollenen Lymphknoten, Mumps, Erkältungen, Grippe, Heuschnupfen.
Zunge: Rot an den Seiten oder im vorderen Teil.
Puls: Oberflächlich beschleunigt.

Erläuterung
Treibe Wind-Hitze aus ist eine Variation der klassischen Verschreibung „Pulver von Lonicera und Forsythia" (Yin Qiao San). Diese Variation behandelt das akute Stadium (Wei-Ebene) einer Invasion von Wind-Hitze. Fang Feng Radix Ledebouriellae wurde hinzugefügt, um den Wind-vertreibenden Effekt zu verstärken. Zudem behandelt diese Droge die Feuchtigkeit und wird daher die äußere Feuchtigkeit vertreiben, die häufig diese akuten Zustände begleitet (Feuchtigkeit, die sich in Form geschwollener Lymphknoten äußert). Da Qing Ye Folium Isatidis wurde hinzugefügt, da es einen antiviralen Effekt besitzt. Außerdem ist es auch sehr effektiv bei geschwollenen und entzündeten Rachenmandeln. Ju Hua Flos Chrysanthemi wurde hinzugefügt, um Wind-Hitze zu vertreiben, insbesondere wenn die Augen betroffen sind und ein Brenngefühl auftritt. Dieses Symptom ist vor allem bei Kindern häufig anzutreffen. Xing Ren Semen Armeniacae Amarum stellt das Sichabsenken des Lungen-Qi wieder her und behandelt den Husten. Huang Qin Radix Scutellariae klärt innere Hitze auf der Qi-Ebene. Diese Droge wurde hinzugefügt, da besonders starke, virulente äußere Wind-Hitze dazu neigt, sich rasch in innere Hitze zu verwandeln, insbesondere bei Kindern.

Diese Pille ist für Kinder geeignet und sollte bei den ersten Anzeichen der Invasion von Wind-Hitze verabreicht werden. Bei Kindern finden wir häufig rote Flecken seitlich an der Zunge oder im vorderen Teil der Zunge möglicherweise bereits vor dem Auftreten von Symptomen und verbunden mit einer gewissen Reizbarkeit. In einem solchen Fall kann diese Pille verabreicht werden, sobald die genannten Zeichen auftreten. In jedem Haushalt mit Kindern sollte sich diese Pille in der Hausapotheke befinden.

Vorsichtsmaßnahmen und Kontraindikationen

Die Rezeptur eignet sich offensichtlich nur für eine akute Invasion von Wind-Hitze im Anfangsstadium der Erkrankung, wenn sich die Wind-Hitze an der Oberfläche befindet. Sie ist daher kontraindiziert bei jedem Zustand, der nicht der Oberfläche zuzuordnen und nicht durch Wind-Hitze verursacht ist. Die essentiellen Symptome einer Wind-Hitze-Invasion sind Schüttelfrost, Fieber, wunder Rachen und eine Zunge mit roten Seiten oder rotem Vorderabschnitt. Die Rezeptur wird üblicherweise nur über einige Tage angewandt. Nach kurzer Zeit wird entweder die Wind-Hitze komplett vertrieben sein und keiner weiteren Behandlung bedürfen, oder sich ins Innere weiterentwickeln und zu innerer Hitze wandeln, so dass eine andere Verschreibung notwendig wird.

Klassischer Vorläufer

Yin Qiao San (Pulver von Lonicera und Forsythia).

Zeitpunkt der Anwendung

Nach den Mahlzeiten einzunehmen.

Treibe Wind-Kälte aus

Jing Jie Herba Schizonepetae
Fang Feng Radix Ledebouriellae
Zi Su Ye Folium Perillae
Qian Hu Radix Peucedani
Jie Geng Radix Platycodi
Bo He Herba Menthae
Bai Qian Rhizoma Cynanchi Stautonii
Bai Zhi Radix Angelicae Dahuricae
Xin Yi Hua Flos Magnoliae
Chuan Xiong Rhizoma Chuanxiong
Ge Gen Radix Puerariae
Gan Cao Radix Glycyrrhizae
Internat.: Expel Wind-Cold

Muster: Einfall von Wind-Kälte, schädigender Einfluss an der Oberfläche.
Wirkweise: Befreit die Oberfläche, treibt Wind-Kälte aus.
Anwendungen: Laufende Nase, Schnupfen, Abneigung gegen Kälte, Schüttelfrost, möglicherweise leichte Temperaturerhöhung, Husten, Schmerzen im ganzen Leib, Kopfschmerzen, leichter Durst, Heuschnupfen.

Erläuterung

Treibe Wind-Kälte aus ist eine Variation der klassischen Verschreibung „Dekokt mit Schizonepeta und Ledebouriella zur Befreiung der Oberfläche“ (Jing Fang Jie Biao Tang). Diese Variation vertreibt Wind-Kälte und befreit die Oberfläche. Sie behandelt insbesondere Symptome wie die laufende Nase, Niesen, steifer Schulter-Nacken-Bereich und Kopfschmerzen. Die Verschreibung wird nur für das oberflächliche Stadium einer Invasion von Wind-Kälte angewandt. Sie kann jedoch auch zur symptomatischen Linderung von Heuschnupfenbeschwerden benutzt werden, falls die Krankheitserscheinungen Wind-Kälte und nicht Wind-Hitze entsprechen. In diesem Fall wird augenscheinlich die Manifestation und nicht die Wurzel des Zustands behandelt. In der Anwendung zur Symptomenkontrolle bei Heuschnupfen sollte die Verschreibung mit dem Jadeschirm-Rezept verglichen und hiervon unterschieden werden. Neben der Behandlung der Symptome wird durch die letztere Rezeptur auch die zugrunde liegende Leere des Qi angegangen, während Treibe Wind-Kälte aus nur die Symptome behandelt. Ein weiterer Unterschied besteht darin, dass sich Treibe Wind-Kälte aus besser zur Behandlung der Symptomatik einer laufenden Nase eignet.

Vorsichtsmaßnahmen und Kontraindikationen

Die Rezeptur eignet sich offensichtlich nur für eine akute Invasion von Wind-Kälte im Anfangsstadium der Erkrankung, wenn sich die Wind-Kälte an der Oberfläche befindet. Sie ist daher kontraindiziert bei jedem Zustand, der nicht der Oberfläche zuzuordnen und nicht durch Wind-Kälte verursacht ist. Die essentiellen Symptome einer Wind-Kälte-Invasion sind Schüttelfrost, Schnupfen, laufende Nase und ein oberflächlicher Puls. Die Rezeptur wird üblicherweise nur über einige Tage angewandt. Nach dieser Zeit wird entweder die Wind-Kälte komplett vertrieben sein und keiner weiteren Behandlung bedürfen, oder sich ins Innere weiterentwickeln und zu innerer Hitze wandeln, so dass eine andere Verschreibung notwendig wird.

Klassischer Vorläufer
Jing Fang Jie Biao Tang (Dekokt mit Schizonepeta und Ledebouriella zur Befreiung der Oberfläche).

Zeitpunkt der Anwendung
Nach den Mahlzeiten einzunehmen, idealerweise mit einem heißen Ingweraufguss.

Trenne Klares und Trübes

Bi Xie Rhizoma Dioscoreae Hypoglaucae
Wu Yao Radix Linderae
Yi Zhi Ren Fructus Alpiniae Oxyphyllae
Shi Chang Pu Rhizoma Acori Tatarinowii
Fu Ling Poria
Gan Cao Radix Glycyrrhizae
Huang Qi Radix Astragali
Che Qian Zi Semen Plantaginis
Qu Mai Herba Dianthi
Bai Shao Radix Paeoniae Alba
Ba Ji Radix Morindae Officinalis
Internat.: Separate Clear and Turbid

Muster: Feuchtigkeit in der Blase, Qi-Leere, „Erschöpfungs-Lin“.
Wirkweise: Füllt das Qi auf, wandelt Feuchtigkeit um, eliminiert Trübes, öffnet die Wasserwege des Unteren Erwärmers, füllt die Nieren auf.
Anwendungen: Chronische Miktionsbeschwerden (häufig fälschlicherweise als „Cystitis“ angesprochen), anfallsweise frequente Miktion mit wenig Urin, Unbehagen im Hypogastrium, aber kein Brennen beim Wasserlassen, leicht trüber Urin, leichte Stressinkontinenz, Müdigkeit, Niedergeschlagenheit, untere Rückenschmerzen, Benommenheit, Kältegefühle.
Zunge: Blass.
Puls: Schwach, insbesondere an der rechten hinteren Position, möglicherweise ganz leicht gespannt an der linken hinteren Position.

Erläuterung
Trenne Klares und Trübes ist eine Variation des „Trunks von Dioscorea zur Abtrennung des Klaren“ (Bi Xie Fen Qing Yin). Chronische Miktionsbeschwerden (häufig fälschlicherweise als „Cystitis“ bezeichnet) ist eine sehr verbreitete Erscheinung bei Frauen. In sehr vielen Fällen sind häufige und dranghafte Miktion sowie Unwohlsein meist nach der Miktion die Hauptsymptome. Oft besteht kein ausgesprochenes Brennen bei der Miktion und die Urinkultur zeigt keinerlei bakterielle Infektion. In den meisten Fällen sind die Miktionsstörungen auf eine Milz-Qi-Leere und/oder eine Nieren-Qi-Leere mit nach unten einsinkendem Milz-Qi, was eine Cystitis nachahmt, obwohl keine echte Cystitis besteht, zurückzuführen. Diese Rezeptur ist eine gut überprüfte Variation von Bi Xie Fen Qing Tang, welche für diese bei Frauen häufige Situation entworfen wurde, in welcher die Miktionsbeschwerden nicht durch eine „Infektion“ oder Hitze, sondern durch eine Qi-Leere im Unteren Erwärmer mit unzureichender Transformation und Separation von Körpersäften bedingt sind. Dies führt zur Ausbildung von Feuchtigkeit und Trübem in den Harnwegsorganen, was den häufigen Harndrang und die Unbehaglichkeit bei der Miktion bedingt, aber keine Schmerzen hervorruft.

Fu Ling Poria wurde hinzugefügt, um Feuchtigkeit umzuwandeln, welche fast immer bei Milz-Leere zugegen ist. Gan Cao Radix Glycyrrhizae und Bai Shao Radix Paeoniae Alba wurden hinzugefügt, um Schmerzen und Unwohlsein zu stillen, sowie „den Drang zu mildern“, in diesem Fall also die Miktionsfrequenz zu verringern. Huang Qi Radix Astragali und Ba Ji Radix Morindae Officinalis wurden hinzugefügt, um das Milz-Qi bzw. das Nieren-Qi aufzufüllen und anzuheben. Che Qian Zi Semen Plantaginis und Qu Mai Herba Dianthi wurden hinzugefügt, um jede möglicherweise vorhandene Hitze zu klären, und um das Unwohlsein bei der Miktion zu lindern.

Mental-emotionales Muster

Schlüsselwörter: Klares Urteil.

Die Verschreibung hilft dem Patienten, klare Unterscheidungen zu treffen und eine Klarheit im Urteil zu entwickeln. Das mit dieser Verschreibung verbundene Zustandsmuster kann durch Groll, Nachdenklichkeit und Verfolgungsgedanken über lange Zeit hervorgerufen werden. Die Funktion des Dünndarms in der Trennung des Klaren von dem Trüben findet ihre mentale Entsprechung in der Fähigkeit, klare Unterschiede festzustellen. Daher hilft die Separierung des Klaren von dem Trüben auf der mentalen Ebene dabei, klare Unterscheidungen und eine weise Wahl zu treffen.

Vorsichtsmaßnahmen und Kontraindikationen

Sofern klare Symptome und Zeichen der Feuchtigkeit bestehen, gibt es für diese Verschreibung keine wirklichen Kontraindikationen. Sie kann über mehrere Monate angewandt werden. Trenne Klares und Trübes sollte nicht in der Schwangerschaft verabreicht werden.

Klassischer Vorläufer

Bi Xie Fen Qing Yin (Trunk von Dioscorea zur Abtrennung des Klaren).

Zeitpunkt der Anwendung

Eine halbe Stunde vor den Mahlzeiten einzunehmen.

Ungestörte Passage

Bai Zhu Rhizoma Atractylodes Macrocephalae
Fu Ling Poria
Bai Shao Radix Paeoniae Alba
Mu Xiang Radix Aucklandiae
Xiang Fu Rhizoma Cyperi
Zhi Ke Fructus Aurantii
Huang Bo Cortex Phellodendri
Ku Shen Radix Sophorae Flavescentis
Lian Zi Semen Nelumbinis
Bai Tou Weng Radix Pulsatillae
Shen Qu Massa Fermentata Medicinalis
Internat.: Smooth Passage

Muster: Milz und Leber harmonisieren nicht, Milz-Qi-Leere, Leber-Qi-Stagnation, Feuchtigkeit in den Eingeweiden.
Wirkweise: Füllt das Milz-Qi auf, bewegt das Qi, befriedet die Leber, harmonisiert Leber und Milz, wandelt Feuchtigkeit in den Eingeweiden um, bewegt den Stuhl, stoppt die Diarrhö.
Anwendungen: Abwechslung von Verstopfung und Diarrhö, abdominelle Schmerz-, Völle- und Spannungsempfindungen, zuweilen Schafskotstühle, zuweilen stark ungeformter Stuhl, Schleimbeimengungen im Stuhl, Reizbarkeit, Müdigkeit, Appetitverlust.
Zunge: Blass oder normalfarben, Zahneindrücke, dünner, klebriger Belag. Wenn die Leber-Qi-Stagnation im Vordergrund steht, können die Seiten leicht rot sein.
Puls: Wenn die Milz-Qi-Leere im Vordergrund steht, ist der Puls schwach; wenn die Leber-Qi-Stagnation im Vordergrund steht, wird er saitenförmig sein. Er kann auch rechts schwach und links saitenförmig sein.

Erläuterung

Ungestörte Passage ist eine neue Rezeptur, welche auf die Behandlung des so genannten Colon-irritabile-Syndroms ausgerichtet ist, sofern eine Disharmonie von Milz und Leber zugrunde liegt. Das hauptsächliche therapeutische Ziel ist, Qi aufzufüllen und zu bewegen und Feuchtigkeit in den Eingeweiden umzuwandeln. Daher richtet sich die Rezeptur gegen die drei hauptsächlichen Zustandsmuster, welche beinahe immer beim Colon-irritabile-Syndrom anzutreffen sind, nämlich: Milz-Qi-Leere, Leber-Qi-Stagnation und Feuchtigkeit.

Da dieser Zustand fast immer durch den Wechsel von Verstopfung und Diarrhö gekennzeichnet ist, zielt die Rezeptur einerseits auf das „Bewegen des Stuhls", andererseits auf das „Stoppen der Diarrhö". Der Stuhl wird jedoch nicht durch den Einsatz von Abführmitteln oder durch Befeuchtung bewegt, was beides in dem vorliegenden Fall falsch wäre. Die Stuhlbewegung wird durch eine recht hohe Dosis von Bai Zhu Rhizoma Atractylodes Macrocephalae erreicht. Hohe Dosen dieses Krautes fördern stark die Bewegung und den Transport des Milz-Qi.

Mental-emotionales Muster

Schlüsselwörter: Gehen lassen.

Da Milz-Qi-Leere und Leber-Qi-Stagnation die zugrunde liegenden Zustandsmuster sind, wird der Patient sich niedergeschlagen und müde fühlen, jedoch auch angespannt und reizbar. Er oder sie wird dazu neigen, sich viele Sorgen zu machen. Diese Situation entsteht häufig aus lange währender Unterdrückung von Gefühlen wie Wut, Groll oder Frustration.

Vorsichtsmaßnahmen und Kontraindikationen

Sofern der Patient an einer Qi-Leere, einer Qi-Stagnation und etwas Feuchtigkeit in den Därmen leidet, bestehen für diese Verschreibung keine besonderen Kontraindikationen.

Verwurzele die Geisteskraft

Bai Shao Radix Paeoniae Alba
Dang Gui Radix Angelicae Sinensis
Long Gu Os draconis
Tu Si Zi Semen Cuscutae
Mai Men Dong Radix Ophiopogonis
Bai Zi Ren Semen Biotae
Suan Zao Ren Semen Ziziphi Spinosae
Fu Ling Poria
Internat.: Root the Spirit

Muster: Leber-Blut-Leere, unverwurzelte Äther-Seele.
Wirkweise: Nährt das Leber-Blut und Leber-Yin, verwurzelt die Äther-Seele, beruhigt die Geisteskraft und fördert den Schlaf.
Anwendungen: Schlaflosigkeit (Einschlaf- oder Durchschlafstörung), traumgestörter Schlaf. Zu weiteren Erscheinungen können gehören Verschwommensehen, Vergesslichkeit, Kribbelparästhesien der Glieder und Hypomenorrhö.
Zunge: Blass im Falle der Leber-Blut-Leere, rot und wie abgeschält im Falle der Leber-Yin-Leere, dünn.
Puls: Rau (Leber-Blut-Leere) oder oberflächlich leer (Leber-Yin-Leere).

Erläuterung

Verwurzele die Geisteskraft ist eine Variation der überlieferten Verschreibung „Dekokt zur Einleitung von Schlaf" (Yin Mei Tang). Sie zielt auf die Behandlung mentaler Unruhezustände, von Bangigkeit, Verärgerung und Schlaflosigkeit aufgrund einer Leber-Blut- und/oder Leber-Yin-Leere. Dies führt dazu, dass die Äther-Seele unverwurzelt bleibt, und die Person sich ruhelos und ziellos fühlt.

Mental-emotionales Muster

Schlüsselwörter: Sicherer Hafen.

Frustration, Groll oder alter Neid können zu einer Leber-Blut- oder Leber-Yin-Leere führen. Das Leber-Yin des Patienten wird durch den über viele Jahre unterdrückten Ärger aufgebraucht. Er oder sie fühlt sich angespannt und bange, schläft schlecht und wird von unerfreulichen Träumen geplagt. Der Puls ist oberflächlich leer, aber auch leicht saitenförmig auf der linken Seite.

In manchen Fällen führt Traurigkeit zu einer Leber-Blut- oder Leber-Yin-Leere. Dann fühlt sich die Person niedergeschlagen und traurig, sie schläft schlecht, träumt jedoch nicht viel.

Dem Patienten fehlt darüber hinaus ein Gefühl für die Ausrichtung im Leben und es fällt ihm schwer, sich auf seine persönlichen Ziele im Leben zu fokussieren. Die Rezeptur eignet sich spezifisch zur Behandlung von Schlaflosigkeit aufgrund einer Leber-Blut- oder Leber-Yin-Leere, welche zur fehlenden Verwurzelung der Äther-Seele, die dann ihrer nächtlichen Behausung beraubt ist, führt. Ein weiteres charakteristisches Zeichen dieses Zustands kann ein eigentümliches Schwebegefühl verbunden mit einem vagen Gefühl der Bangigkeit kurz vor dem Einschlafen sein.

Vorsichtsmaßnahmen und Kontraindikationen

Obwohl die Rezeptur das Leber-Yin nährt, enthält sie dennoch nicht viele übersättigende, Yin-nährende Kräuter. Sie enthält allerdings die mineralische Substanz Long Chi, welche die Verdauung beeinträchtigen kann. Daher sollte sichergestellt werden, dass der Patient die Pillen nach den Mahlzeiten einnimmt. Falls notwendig, sollte in der Akupunkturbehandlung auf eine Auffüllung von Milz und Magen geachtet werden.

Klassischer Vorläufer

Yin Mei Tang (Dekokt zur Einleitung von Schlaf).

Zeitpunkt der Anwendung

Eine höhere Dosis abends einnehmen.

Wandle dich in ein Lächeln

Chai Hu Radix Bupleuri
Bai Shao Radix Paeoniae Alba
Zhi Gan Cao Radix Glycyrrhizae Praep.
Zhi Ke Fructus Aurantii
Chen Pi Pericarpium Citri Reticulatae
Xiang Fu Rhizoma Cyperi
Chuan Xiong Rhizoma Chuanxiong
Dan Shen Radix Salviae Miltiorrhizae
Tai Zi Shen Radix Pseudostellariae
Yuan Hu Rhizoma Corydalis
Suan Zao Ren Semen Ziziphi Spinosae
Fu Ling Poria
Internat.: Break into a Smile

Muster: Primäre Leber-Qi-Stagnation mit sekundärer Milz-Qi- und Magen-Qi-Leere (stagnierendes Leber-Qi überwältigt Milz und Magen).
Wirkweise: Reguliert das Qi, löst die Stagnation auf, befriedet die Leber, stillt Schmerzen.
Anwendungen: Epigastrische oder abdominelle Spannungsgefühle und Schmerz auf dem Hintergrund von emotionalem Stress, Blähungen, Aufstoßen, Reizbarkeit, Niedergeschlagenheit.
Zunge: Kann fast normal sein oder leicht rot an den Seiten.
Puls: Saitenförmig.

Erläuterung
Wandle dich in ein Lächeln ist eine Variation einer alten Verschreibung, „Dekokt mit Bupleurum zur Entspannung der Leber" (Chai Hu Shu Gan Tang), welches das Leber-Qi bewegt und die Stagnation beseitigt. Die Verschreibung wurde modifiziert durch das Hinzufügen von Dan Shen Radix Salviae Miltiorrhizae, um Blut zu bewegen und die Geisteskraft zu beruhigen. Tai Zi Shen Radix Pseudostellariae wurde hinzugefügt, um entweder das Magen-Yin aufzufüllen, welches oft in Leere ist, wenn das Leber-Qi stagniert, oder um das Magen-Yin vor der Wirkung der warmen und scharfen Kräuter zu schützen, welche das Leber-Qi bewegen. Suan Zao Ren Semen Ziziphi Spinosae wurde hinzugefügt, um die Äther-Seele zu beruhigen, da emotionale Spannung oft die Wurzel dieses Zustandsmusters bildet. Yuan Hu Rhizoma Corydalis wurde hinzugefügt, um die analgetische Wirkung dieser Rezeptur zu erhöhen, und Fu Ling Poria, um Feuchtigkeit zu beseitigen. Die Rezeptur richtet sich gegen das sehr verbreitete Problem von abdominellen Schmerzen und Spannungsgefühlen. Das letzte Symptom ist ein wichtiger Indikator für die Anwendung dieser Rezeptur. Das Symptom der Distension wird von den Patienten häufig als Empfindung des Angeschwollen- oder Aufgeblasenseins beschrieben.

Es ist nützlich, die Rezeptur mit Ungestörte Passage und Stütze die Mitte zu vergleichen und von diesen Verschreibungen abzugrenzen. Alle drei Rezepturen behandeln eine Stagnation des Leber-Qi, jedoch bestehen zwischen ihnen Unterschiede wie folgt:

- Wandle dich in ein Lächeln ist nur anzuwenden, um den Fülle-Zustand einer Qi-Stagnation zu klären, während Ungestörte Passage für stagnierendes Leber-Qi, welches in die Därme und die Milz im Unteren Erwärmer eindringt, geeignet ist, und Stütze die Mitte bei stagnierendem Leber-Qi, welches den Magen im

Mittleren Erwärmer überwältigt, benutzt wird.

- In den Fällen, wo nur das Klären angezeigt ist, deutet ein überall saitenförmiger Puls auf eine Indikation für Wandle dich in ein Lächeln, während der Puls für Ungestörte Passage möglicherweise nur auf einer Seite oder nur in beiden hinteren Positionen saitenförmig ist. Der Puls, welcher Stütze die Mitte indiziert, ist links saitenförmig und rechts schwach oder saitenförmig in beiden mittleren Positionen.
- Wandle dich in ein Lächeln ist spezifisch für abdominelle Schmerzen, während Ungestörte Passage und Stütze die Mitte angewandt werden können, wenn nur Spannungs- oder Völlegefühle bestehen.

Mental-emotionales Muster

Schlüsselwörter: Annahme.

Das Zustandsmuster entsteht aus Ärger, insbesondere wenn er unterdrückt wird und sich nicht äußern kann. Der Ausdruck „Ärger" ist in einem weiten Sinne zu verstehen und beinhaltet daher Groll, Frustration, unterdrückte Wut, Hass, etc. Aus einer emotionalen Sicht bestehen die charakteristischen und häufigen Anzeichen in mentaler Niedergeschlagenheit, wechselhaften Stimmungen, Reizbarkeit, aufbrausendem Gemüt und einem intensiven Gefühl der Frustration. Da der Zustand durch eine Qi-Stagnation hervorgerufen wird, welche nicht das Blut betrifft und so wenig Einfluss auf die Äther-Seele ausübt, kann er nur dem Effekt der Qi-Stagnation auf die Geisteskraft zugeschrieben werden. Wenn allerdings eine schwere Qi-Stagnation vorliegt, wird sie auch die Äther-Seele beeinträchtigen und Schlaflosigkeit sowie eine ausgeprägte Niedergeschlagenheit mit dem Gefühl der Ziellosigkeit und mangelnden Ausrichtung hervorrufen. So wie diese Rezeptur Schmerzen auf der physischen Ebene behandelt, kann sie auch mental-emotionale Schmerzen und Qualen aufgrund von Frustration und Groll kurieren.

Vorsichtsmaßnahmen und Kontraindikationen

Qi-bewegende Kräuter können dazu neigen, das Yin zu schädigen, weshalb die Rezeptur Tai Zi Shen Radix Pseudostellariae zum Schutz des Magen-Yin enthält.

Klassischer Vorläufer

Chai Hu Shu Gan Tang (Dekokt mit Bupleurum zur Entspannung der Leber).

Teil III: Für den eiligen Leser

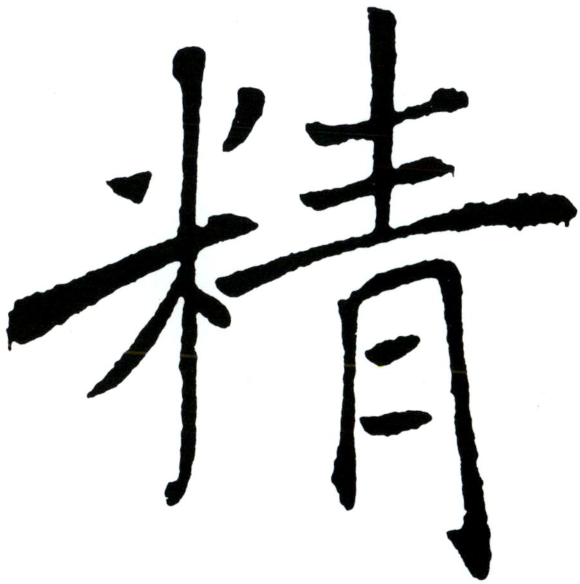

Das Schriftzeichen Jing in einer Kalligraphie von Chu Sui-liang, Tang-Dynastie (618 – 907)

Rezepturen nach Zustandsmustern

Um die Verbindung zwischen den Zustandsmustern und den Rezepturen zu erleichtern, folgt nun eine Liste der Rezepturen nach den Zustandsmustern geordnet:

- **Leber-Yin-Leere**
  Brokat-Sehnen
  Verwurzele die Geisteskraft

- **Leber-Blut-Leere**
  Befriede die Geisteskraft
  Biege den Bambus
  Brokat-Sehnen
  Erhelle das Augenlicht
  Erlöse den Mond
  Klarer Glanz
  Prächtige See
  Radiatio-Adjuvans
  Verwurzele die Geisteskraft

- **Leber-Qi-Stagnation**
  Befreie von Beklemmung
  Erlöse den Mond
  Ungestörte Passage
  Wandle dich in ein Lächeln

- **Leber und Milz harmonisieren nicht**
  Ungestörte Passage

- **Aufsteigendes Leber-Yang**
  Biege den Bambus
  Drainiere Feuer
  Friedlicher Sonnenuntergang
  Kläre das Yang

- **Leber-Feuer oder Leber-Schleim-Feuer**
  Drainiere Feuer
  Friedlicher Sonnenuntergang

- **Leber-Wind**
  Kläre das Yang
  Friedlicher Sonnenuntergang

- **Herz-Blut-Stase**
  Roter Aufruhr

- **Schleim-Hitze in Lunge und Herz**
  Kläre die Seele

- **Herz-Feuer**
  Drainiere Feuer

- **Leere-Hitze des Herzens**
  Erleichtere dem Yin die Reise

- **Herz-Blut-Leere**
  Befriede die Geisteskraft

- **Milz-Qi-Leere**
  Befriede die Geisteskraft
  Behausung der Mitte
  Fülle das Qi auf und erleichtere die Muskeln
  Kräuterwächter für das Yang
  Radiatio-Adjuvans
  Stütze die Mitte
  Ungestörte Passage

- **Milz-Blut-Leere**
  Befriede die Geisteskraft

- **Milz-Yin-Leere**
  Behausung der Mitte

- **Magen-Qi-Leere**
  Behausung der Mitte
  Chemo-Adjuvans
  Radiatio-Adjuvans
  Stütze die Mitte

- **Magen-Yin-Leere**
  Behausung der Mitte
  Chemo-Adjuvans
  Jadequelle
  Stütze die Mitte

- **Feuchtigkeit im Mittleren Erwärmer**
  Behausung der Mitte
  Drainiere die Felder
  Erleichtere die Muskeln
  (Feuchtigkeit-Hitze)
  Stütze die Mitte

- **Feuchtigkeit in den Därmen**
  Kräuterwächter für das Yin
  Kräuterwächter für das Yang
  Ungestörte Passage

- **Feuchtigkeit in den Harnwegen**
  Trenne Klares und Trübes

- **Feuchtigkeit in den Muskeln**
  Erleichtere die Muskeln
  (Feuchtigkeit-Hitze)
  Fülle das Qi auf und erleichtere
  die Muskeln

- **Feuchtigkeit im Kopf/Hirn**
  Drainiere die Felder
  Fülle das Qi auf und erleichtere
  die Muskeln

- **Feuchtigkeit im Unteren Erwärmer/ Genitale**
  Kläre die Wurzel

- **Feuchtigkeit in den Nebenhöhlen**
  Heiße die Düfte willkommen
  (Feuchtigkeit-Hitze)

- **Schleim**
  Klare See

- **Schleim im Kopf**
  Kläre das Yang

- **Wind-Feuchtigkeit in den Gelenken**
  Brokat-Sehnen
  Nähre die Wurzel und kläre Wind

- **Wind-Feuchtigkeit-Hitze in der Haut**
  Klarer Glanz

- **Lungen-Qi-Leere**
  Behausung der Mitte
  Fülle das Qi auf und erleichtere
  die Muskeln
  Jadeschirm
  Kräuterwächter für das Yang
  Kräuterwächter für das Yin
  Kräuterwächter für Kinder

- **Lungen-Yin-Leere**
  Jadequelle
  Kräuterwächter für das Yin

- **Qi-Stagnation in Lunge und Herz**
  Öffne das Herz

- **Chronische Wind-Invasion (Allergie)**
  Jadeschirm
  Kläre das Qi

- **Das Lungen-Qi senkt sich nicht ab**
  Kläre das Qi

- **Nieren-Yang-Leere**
  Erleichtere dem Yang die Reise
  Kräuterwächter für das Yang
  Stärke die Wurzel

- **Nieren-Yin-Leere**
  Erhelle das Augenlicht
  Erleichtere dem Yin die Reise
  Kläre die Wurzel
  Kräuterwächter für das Yin
  Nähre die Wurzel
  Nähre die Wurzel und kläre Wind
  Prächtige See

- **Nieren-Essenz-Leere**

  Erleichtere dem Yang die Reise
  Erleichtere dem Yin die Reise

- **Abnehmendes Feuer des Tors der Lebensbestimmung (Ming Men)**
  Erleichtere dem Yang die Reise

- **Feuer-Gift im Unteren Erwärmer**
  Kläre die Wurzel

- **Feuer-Gift in den Nebenhöhlen**

  Heiße die Düfte willkommen

- **Blut-Stase**
  Radiatio-Adjuvans

- **Blut-Stase im Unteren Erwärmer**
  Rege das Zinnoberfeld an

- **Blut-Hitze in der Haut**
  Klarer Glanz

Kombinationen der Rezepturen

Die Rezepturen der Drei Schätze können auch als Kombinationen von bis zu drei Verschreibungen benutzt werden. Üblicherweise sollte in der Kombination die Dosierung jeder einzelnen Rezeptur proportional reduziert werden. Es folgen einige Beispiele für häufige Kombinationen bei verbreiteten Zustandsmustern.

Nieren-Yin und Nieren-Yang-Leere

Für eine Leere von Nieren-Yin und Nieren-Yang, die häufig bei Frauen anzutreffen ist, kann Nähre die Wurzel am Abend und Stärke die Wurzel am Morgen angewandt werden. Die Dosierung sollte entsprechend dem ausgeprägteren Anteil der Leere angepasst werden. Wenn die Nieren-Yin-Leere ausgeprägter ist, sollte eine etwas höhere Dosierung von Nähre die Wurzel angewandt werden, und umgekehrt bei ausgeprägterer Nieren-Yang-Leere. Die gleichen Erwägungen sind bei der Kombination von Erleichtere dem Yin die Reise – Erleichtere dem Yang die Reise anzustellen.

Nieren-Leere mit Leber-Qi-Stagnation

Dieser Zustand ist häufiger bei Frauen anzutreffen. Man kann Erlöse den Mond am Nachmittag und entweder Nähre die Wurzel am Abend (bei Nieren-Yin-Leere) oder Stärke die Wurzel am Morgen (bei Nieren-Yang-Leere) anwenden.

Feuchtigkeit der Blase, Qi-Leere und Nieren-Yang-Leere

Benutze Stärke die Wurzel am Morgen und Trenne Klares und Trübes am Nachmittag.

Leere des Abwehr-Qi-Systems von Lunge und Niere mit Nieren-Yang-Leere

Kombiniere Kräuterwächter für das Yang mit Stärke die Wurzel.

Leere des Abwehr-Qi-Systems von Lunge und Niere, das Lungen-Qi senkt sich nicht ab bei Asthma

Beim allergischen Asthma ist die Wurzel der Erkrankung in einer Leere des Abwehr-Qi-Systems von Lunge und Niere zu sehen, während die Manifestation der Erkrankung im Sinne von in der Brust verweilendem Wind und einem sich nicht absenkenden Lungen-Qi besteht. Um beide Aspekte, die Wurzel und die Manifestation, zu behandeln kombiniert man Kräuterwächter für das Yang oder Kräuterwächter für das Yin mit Kläre das Qi.

Lungen-Qi-Leere, chronisch-allergische Rhinitis

Um Wurzel und Manifestation gleichzeitig zu behandeln, benutze den Kräuterwächter für das Yang oder Yin plus Jadeschirm.

Wind in der Nase, Feuchtigkeit-Schleim bei allergischer Rhinitis

Bei allergischer Rhinitis, die durch Wind in der Nase auf dem Hintergrund einer Leere des Abwehr-Qi-Systems von Lunge und Niere hervorgerufen wird, kombiniert man Jadeschirm mit Klare See, falls viel nasaler Ausfluss vorliegt. Die Kombination dieser beiden Verschreibungen behandelt nur die Manifestation. Um die Wurzel zu behandeln, kombiniert man Klare See entweder mit dem Kräuterwächter für das Yang oder dem Kräuterwächter für das Yin alleine, wenn viel nasaler Ausfluss vorliegt. Bei über das ganze Jahr bestehender allergischer Rhinitis und um sowohl die Wurzel als auch die Manifestation zu behandeln, kombiniere man Jadeschirm mit einer der Kräuterwächter-Rezepturen und Klare See. Die letzte Rezeptur ist wiederum nur notwendig, wenn viel nasaler Ausfluss vorliegt.

Lungen-Qi-Leere, Nieren-Leere, Feuchtigkeit im Kopf, Allergie

Diese Kombination von Zustandsmustern ist sehr häufig bei Patienten anzutreffen, die an allergischer Rhinitis, oft im Zusammenhang mit einer sekundären Sinusitis, leiden. Obwohl der Jadeschirm alleine angewandt werden könnte, da er zwei Lungen-auffüllende Substanzen enthält, kann zur zusätzlichen Auffüllung nicht nur der Lunge, sondern auch der Niere diese Rezeptur mit dem Kräuterwächter für das Yang oder dem Kräuterwächter für das Yin angewandt werden.

Falls der Kräuterwächter für das Yang benutzt wird, sollte er am Morgen und der Jadeschirm am Nachmittag eingenommen werden. Falls der Kräuterwächter für das Yin benutzt wird, sollte er am Abend und der Jadeschirm am Nachmittag eingenommen werden.

Schleim-Hitze der Lunge, Milz-Qi-Leere und Feuchtigkeit

Falls die Feuchtigkeit vorherrschendes Merkmal ist, benutze Kläre die Seele am Abend und Drainiere die Felder am Nachmittag.

Falls die Qi-Leere vorherrschendes Merkmal ist, benutze Kläre die Seele am Abend und Stütze die Mitte am Morgen.

Lungen- und Milz-Qi-Leere mit Feuchtigkeit

Bei chronischer Qi-Leere mit Retention von Feuchtigkeit-Hitze in den Muskeln, was Muskelschmerzen hervorruft (wie beim postviralen, chronischen Müdigkeitssyndrom), benutze Fülle das Qi auf und erleichtere die Muskeln am Morgen plus Erleichtere die Muskeln am Abend (für Feuchtigkeit-Hitze) oder Drainiere die Felder am Nachmittag (für Feuchtigkeit).

Milz-Qi-Leere mit Feuchtigkeit-Schleim

Um Feuchtigkeit-Schleim wie auch die zugrundeliegende Ursache, die Milz-Qi-Leere, zu behandeln, kombiniere Klare See mit Stütze die Mitte. Wenn der Patient an breiigen Stühlen oder Diarrhö leidet, und der Zungenbelag klebrig aber auch etwas wurzellos ist, kombiniere Klare See mit Behausung der Mitte.

Feuchtigkeit-Schleim in der Brust, nicht allergisches Asthma bei Patienten im mittleren oder höheren Lebensalter

Bei Patienten im mittleren oder höheren Lebensalter, die an nicht allergischem Asthma aufgrund einer Milz-Leere und Schleim leiden, kombiniere Kläre das Qi (um das Lungen-Qi abzusenken) mit Klare See (um Schleim umzuwandeln). Diese beiden Rezepturen behandeln nur die Manifestation. Falls die Wurzel ebenfalls behandelt werden muss, sollte Stütze die Mitte hinzugefügt werden, um das Milz-Qi aufzufüllen.

Feuchtigkeit-Schleim und Wind-Schleim

Wind-Schleim ist eine Kombination von Schleim mit aufsteigendem Leber-Yang oder Leber-Wind, welche häufiger bei Personen über 40 Jahre anzutreffen ist. Daher sollte bei Patienten mit Wind-Schleim, die an Kopfschmerzen mit deutlichen Symptomen von Feuchtigkeit-Schleim (profuses Abhusten von Sputum, schlüpfriger Puls, geschwollene Zunge mit sehr klebrigem Belag) leiden, Kläre das Yang mit Klare See kombiniert werden. Wenn die Wurzel (Milz-Qi-Leere) auch behandelt werden muss, ist Stütze die Mitte hinzuzufügen.

Milz und Leber harmonisieren nicht

Wenn eine Kombination von stagnierendem Leber-Qi (vorwiegend) und Milz-Qi-Leere mit abdominellen Schmerzen besteht, benutze Ungestörte Passage mit Wandle dich in ein Lächeln.

Leber-Blut-Leere mit Leber-Qi-Stagnation

Dies ist häufig bei Frauen anzutreffen. Falls Schmerz das hervorstechende Symptom dieser Kombination ist, benutze mit Wandle dich in ein Lächeln plus eine der folgenden Rezepturen je nach Beschwerdebild:

- Brokat-Sehnen bei Gelenkbeschwerden
- Biege den Bambus bei Kopfschmerzen aufgrund von aufsteigendem Leber-Yang
- Erhelle das Augenlicht bei Augenproblemen
- Prächtige See für Hautprobleme
- Erlöse den Mond für prämenstruelle Syndrome

Leber-Qi-Stagnation und Leber-Blut-Leere bei prämenstruellen Syndromen

Durch Leber-Qi-Stagnation verursachte prämenstruelle Beschwerden entstehen häufig auf dem Hintergrund einer Leber-Blut-Leere. Das Leber-Blut muss das Leber-Qi und das Leber-Yang verankern. Wenn es sich in Leere befindet, kann das Leber-Qi stagnieren, was zu prämenstruellen Beschwerden bei Frauen führt. Obwohl Erlöse den Mond bereits einige Blut-auffüllende Substanzen enthält, ist es in diesen Fällen besser, eine Kombination mit Erhelle das Augenlicht zur Nährung des Leber-Bluts vorzunehmen. Beide Verschreibungen können entweder kontinuierlich (außer während der Periode) oder getrennt nach den Phasen des Menstrualzyklus eingenommen werden. Dann nimmt die Patientin Erhelle das Augenlicht für zwei Wochen nach Beendigung der Periodenblutung und Erlöse den Mond für etwa 9–10 Tage vor der nächsten Periodenblutung ein.

Leber-Qi-Stagnation, Leber- und Nieren-Yin-Leere bei prämenstruellen Syndromen

Falls die Leber-Qi-Stagnation auf dem Hintergrund einer Leber- und Nieren-Yin-Leere (häufig bei älteren Frauen mit prämenstruellen Beschwerden) auftritt, kann Erlöse den Mond mit Nähre die Wurzel kombiniert werden. Falls die Rezepturen getrennt nach den Phasen des Menstrualzyklus eingenommen werden, gibt man Erlöse den Mond für etwa 10 Tage vor der Periodenblutung und Nähre die Wurzel für etwa 10 Tage nach der Periodenblutung.

Leber-Qi-Stagnation, Nieren- und Milz-Yang-Leere bei prämenstruellen Syndromen

Falls die Leber-Qi-Stagnation auf dem Hintergrund einer Milz- und Nieren-Yang-Leere auftritt und zu prämenstruellen Beschwerden führt, kann Erlöse den Mond mit Stärke die Wurzel kombiniert werden. Falls die Rezepturen getrennt nach Phasen des Menstrualzyklus eingenommen werden, gibt man Erlöse den Mond für etwa 10 Tage vor der Periodenblutung und Stärke die Wurzel für etwa 10 Tage nach der Periodenblutung.

Leber-Qi-Stagnation, Leber-Blut-Leere und Nieren-Yang-Leere bei prämenstruellen Syndromen

Nehme Erhelle das Augenlicht in der Woche nach der Periodenblutung (2. Phase), Stärke die Wurzel in der Mitte des Zyklus (3. Phase) und Erlöse den Mond in der Woche vor der Periodenblutung (4. Phase).

Leber-Yin-Leere und Leber-Qi-Stagnation

Benutze Verwurzele die Geisteskraft am Abend und Erlöse den Mond am Nachmittag.

Aufsteigendes Leber-Yang und Leber-Yin-Leere

Die Verschreibung Biege den Bambus eignet sich bei aufsteigendem Leber-Yang auf dem Hintergrund einer Leber-Blut- und Leber-Yin-Leere. Wenn allerdings die Leere des Leber-Yin sehr ausgeprägt ist, kann diese Verschreibung mit Verwurzele die Geisteskraft zur Nährung des Leber-Yin und Verwurzelung der Äther-Seele kombiniert werden.

Nieren-Yin-Leere, aufsteigendes Leber-Yang in der Menopause

Falls Kopfschmerzen aufgrund von aufsteigendem Leber-Yang ein hervorstechendes Symptom menopausaler Probleme bei Nieren-Yin-Leere sind, kann Biege den Bambus mit Erleichtere dem Yin die Reise kombiniert werden.

Leber-Qi-Stagnation, Leber-Blut-Leere, emotionale Probleme

Einige Frauen, die an prämenstruellen Beschwerden leiden, weisen intensive und quälende emotionale Symptome auf, die sich als tiefe Traurigkeit und, auf der physischen Ebene, als deutliches Druckgefühl auf der Brust oder Kloßgefühl im Hals äußern. Dies wird durch eine Stagnation des Lungen- und Herz-Qi aufgrund lange währender Traurigkeit oder lange anhaltendem Kummer ausgelöst.

In diesen Fällen kann die Patientin Erlöse den Mond am Abend und Öffne das Herz am Nachmittag einnehmen.

Leber-Qi-Stagnation und Leber-Yin-Leere bei schweren emotionalen Problemen

Die Stagnation des Leber-Qi beeinträchtigt die Äther-Seele, und das leere Leber-Yin ist nicht in der Lage, diese zu verwurzeln. Dies kann zu emotionaler Instabilität, einem Gefühl der Isolation, Niedergeschlagenheit, Schlaflosigkeit oder einem Gefühl der Ziellosigkeit führen. Die Kombination von Befreie von Beklemmung und Verwurzele die Geisteskraft bewegt das Qi, befriedet die Leber, nährt das Leber-Yin und festigt die Äther-Seele.

Qi- und Blutleere, einsinkendes Qi mit Blutungen

Wenn eine Leere von Qi und Blut sowie eine ausgeprägtes Zustandsmuster des einsinkenden Qi vorliegt, was zu Blutungen führt, da das Milz-Qi nicht in der Lage ist, das Blut zu umschließen, kombiniert man Fülle das Qi auf und erleichtere die Muskeln mit Befriede die Geisteskraft. Die erste Rezeptur füllt das Qi auf und hebt es an, während die zweite Rezeptur Qi und Blut auffüllt und die erste Rezeptur in den Bereich des Blutes lenkt, um so die Blutungen zu stoppen.

Blut-Stase mit Yang-Leere

In Fällen der Herz-Blut-Stase aufgrund einer Yang-Leere sollte Roter Aufruhr (am Abend einzunehmen) mit dem Kräuterwächter für das Yang (am Morgen einzunehmen) kombiniert werden.

Blut-Stase mit Qi-Stagnation

In Fällen der Blut-Stase im unteren Abdomen aufgrund von Qi-Stagnation mit emotionalem Stress sollte Rege das Zinnoberfeld an am Abend und Befreie von Beklemmung am Nachmittag eingenommen werden.

Blut-Stase-Schmerz mit Qi-Stagnation

In Fällen von Schmerzen im unteren Abdomen aufgrund von aus Qi-Stagnation hervorgegangener Blut-Stase sollte Rege das Zinnoberfeld an am Abend und Wandle dich in ein Lächeln am Nachmittag eingenommen werden.

Rezepturen nach den betroffenen Organ-Funktionskreisen

Die Rezepturen in jeder Kategorie mit dem jeweils betroffenen Organ-Funktionskreis lauten:

Nährend

Niere
Nähre die Wurzel
Stärke die Wurzel

Leber
Befriede die Geisteskraft
Erhelle das Augenlicht
Prächtige See

Lunge
Behausung der Mitte
Kräuterwächter für das Yang
Kräuterwächter für das Yin
Kräuterwächter für Kinder

Magen
Behausung der Mitte
Jadequelle

Milz
Befriede die Geisteskraft
Behausung der Mitte

Herz
Befriede die Geisteskraft

Nährend und klärend

Milz/Leber
Ungestörte Passage

Milz
Fülle das Qi auf und erleichtere die Muskeln
Stütze die Mitte

Lunge
Jadeschirm

Leber
Biege den Bambus
Brokat-Sehnen
Kläre das Yang

Niere
Kläre die Wurzel
Nähre die Wurzel und kläre Wind

Klärend

Leber
Drainiere Feuer
Friedlicher Sonnenuntergang
Klarer Glanz
Rege das Zinnoberfeld an
Wandle dich in ein Lächeln

Milz
Drainiere die Felder
Erleichtere die Muskeln
Klare See

Blase/Niere
Trenne Klares und Trübes

Lunge
Heiße die Düfte willkommen
Kläre das Qi
Klare See

Herz
Drainiere Feuer
Roter Aufruhr

Die Geisteskraft befriedend

Leber
Befreie von Beklemmung
Verwurzele die Geisteskraft

Lunge/Herz
Kläre die Seele
Öffne das Herz

Frauenrezepturen

Niere
Erleichtere dem Yang die Reise
Erleichtere dem Yin die Reise

Leber
Erlöse den Mond

Die Oberfläche befreiend

Lunge
Treibe Wind-Kälte aus
Treibe Wind-Hitze aus

Chemo-Adjuvans/ Radiatio-Adjuvans

Lunge/Milz/Magen
Chemo-Adjuvans

Lunge/Herz
Radiatio-Adjuvans

Symptomen-Index

Kreuzverweise von Symptomen und Zeichen zu den Rezepturen

Abdominelle Schmerzen
Ungestörte Passage
Rege das Zinnoberfeld an

Abdominelle Spannungsgefühle
Erlöse den Mond
Stütze die Mitte
Ungestörte Passage
Wandle dich in ein Lächeln

Abdominelle Verhärtungen
Rege das Zinnoberfeld an

Abdominelle Völlegefühle
Stütze die Mitte
Ungestörte Passage

Allergisches Asthma
Kläre das Qi
Kräuterwächter für das Yang
Kräuterwächter für das Yin

Allergische Rhinitis
Jadeschirm
Kläre das Qi (Rhinitis und Atemgeräusche)
Kräuterwächter für das Yang
Kräuterwächter für das Yin
Kräuterwächter für Kinder
Treibe Wind-Kälte aus

Aphthen
Jadequelle

Appetitverlust
Befriede die Geisteskraft
Behausung der Mitte
Drainiere die Felder
Erleichtere die Muskeln
Fülle das Qi auf und erleichtere die Muskeln
Kräuterwächter für das Yang
Kräuterwächter für das Yin
Kräuterwächter für Kinder
Stütze die Mitte
Ungestörte Passage

Atemnot
Kläre das Qi
Kläre die Seele
Öffne das Herz

Aufstoßen
Befreie von Beklemmung
Stütze die Mitte
Wandle dich in ein Lächeln

Ausfluss
Kläre das Yang
Klare See

Bangigkeit
Befriede die Geisteskraft
Erhelle das Augenlicht
Drainiere Feuer
Kläre die Seele
Öffne das Herz
Roter Aufruhr

Benebeltheitsgefühl im Kopf
Drainiere die Felder
Erleichtere die Muskeln
Kläre das Yang

Benommenheit
Biege den Bambus
Brokat-Sehnen

Drainiere Feuer
Erhelle das Augenlicht
Erleichtere dem Yang die Reise
Erleichtere dem Yin die Reise
Erlöse den Mond
Friedlicher Sonnenuntergang
Fülle das Qi auf und erleichtere die Muskeln
Kläre das Yang
Kläre die Seele
Kläre die Wurzel
Klare See
Kräuterwächter für das Yin
Nähre die Wurzel
Nähre die Wurzel und kläre Wind
Stärke die Wurzel
Trenne Klares und Trübes

Bitterer Mundgeschmack
Drainiere Feuer
Erleichtere die Muskeln
Kläre die Seele

Blutiger Stuhl
Befriede die Geisteskraft

Blutiger Urin
Befriede die Geisteskraft

Blutunterlaufene Augen
Drainiere Feuer

Breiiger Stuhl
Befriede die Geisteskraft
Behausung der Mitte
Drainiere die Felder
Erleichtere die Muskeln
Erleichtere dem Yang die Reise
Stütze die Mitte
Stärke die Wurzel

Brennschmerz bei der Miktion
Drainiere Feuer

Brustschmerz
Friedlicher Sonnenuntergang
Roter Aufruhr

Dermatitis
Klarer Glanz

Diabetes (Typ II)
Behausung der Mitte
Jadequelle

Diarrhö
Behausung der Mitte

Druckgefühl auf der Brust
Befreie von Beklemmung
Kläre das Qi
Kläre das Yang
Kläre die Seele
Klare See
Öffne das Herz
Roter Aufruhr

Durst
Drainiere Feuer
Friedlicher Sonnenuntergang

Durst (mit dem Verlangen, in kleinen Schlücken zu trinken)
Erleichtere dem Yin die Reise

Dysmenorrhö
Rege das Zinnoberfeld an

Ekliger Mundgeschmack
Drainiere die Felder
Erleichtere die Muskeln
Kläre das Yang
Kläre die Seele

Ekzem
Klarer Glanz

Endometriose
Rege das Zinnoberfeld an

Epigastrisches Druckgefühl
Befreie von Beklemmung
Drainiere die Felder
Erleichtere die Muskeln
Kläre die Seele

Epigastrischer Schmerz mit Spannungsgefühl
Behausung der Mitte
Erlöse den Mond
Jadequelle
Stütze die Mitte
Wandle dich in ein Lächeln

Epigastrisches Schweregefühl
Behausung der Mitte
Drainiere die Felder
Erleichtere die Muskeln
Stütze die Mitte

Epigastrisches Völlegefühl
Behausung der Mitte
Drainiere die Felder
Erleichtere die Muskeln
Stütze die Mitte

Erkältungskrankheit
Treibe Wind-Hitze aus
Treibe Wind-Kälte aus

Erkältungen (Neigung dazu)
Kräuterwächter für das Yang
Kräuterwächter für das Yin
Kräuterwächter für Kinder

Erregungszustände
Drainiere Feuer
Rege das Zinnoberfeld an
Roter Aufruhr

Fieber
Treibe Wind-Hitze aus
Treibe Wind-Kälte aus

Geistige Verwirrtheit
Roter Aufruhr

Gelenkschmerz
Brokat-Sehnen
Nähre die Wurzel und kläre Wind

Geruchsverlust
Heiße die Düfte willkommen

Gesichtsschmerz
Heiße die Düfte willkommen

Grippe
Treibe Wind-Hitze aus

Halsschmerzen
Treibe Wind-Hitze aus

Harninkontinenz
Erleichtere dem Yang die Reise
Trenne Klares und Trübes

Hautflecken
Klarer Glanz

Hautausschläge
Klarer Glanz
Prächtige See

Hitze der 'Fünf Herzen'
Erleichtere dem Yin die Reise
Nähre die Wurzel

Hitzeempfindungen
Befriede die Geisteskraft
Drainiere Feuer
Erleichtere die Muskeln
Erleichtere dem Yin die Reise
Kräuterwächter für das Yin
Nähre die Wurzel

Hitzewallungen
Erleichtere dem Yang die Reise
Erleichtere dem Yin die Reise

Husten (Oberfläche)
Treibe Wind-Kälte aus
Treibe Wind-Hitze aus

Husten (Innen)
Behausung der Mitte
Kläre das Qi
Klare See

Hypermenorrhö
Befriede die Geisteskraft

Hypertonus
Friedlicher Sonnenuntergang
Kläre das Yang

Hypomenorrhö
Befriede die Geisteskraft
Biege den Bambus
Erhelle das Augenlicht
Verwurzele die Geisteskraft

Impotenz
Stärke die Wurzel

Infertilität
Nähre die Wurzel
Stärke die Wurzel

Kälteempfindungen
Erleichtere dem Yang die Reise
Kräuterwächter für das Yang
Stärke die Wurzel
Trenne Klares und Trübes

Kalte Glieder
Kräuterwächter für das Yang
Stärke die Wurzel

Kloßgefühl im Hals
Öffne das Herz

Knieschmerz
Nähre die Wurzel
Nähre die Wurzel und kläre Wind
Stärke die Wurzel

Knöchelödeme
Erleichtere dem Yang die Reise
Stärke die Wurzel

Koageln im Menstrualblut
Rege das Zinnoberfeld an

Kopfschmerzen
Befreie von Beklemmung
Biege den Bambus
Drainiere Feuer
Erhelle das Augenlicht
Erlöse den Mond
Friedlicher Sonnenuntergang
Heiße die Düfte willkommen
Kläre das Yang
Roter Aufruhr
Treibe Wind-Kälte aus

Kraftlosigkeit der Glieder
Behausung der Mitte

Kribbelparästhesien der Glieder
Biege den Bambus
Brokat-Sehnen
Erhelle das Augenlicht
Verwurzele die Geisteskraft

Kurzatmigkeit
Stärke die Wurzel

Laufende Nase
Heiße die Düfte willkommen
Jadeschirm
Kräuterwächter für Kinder
Treibe Wind-Hitze aus
Treibe Wind-Kälte aus

Libidoverlust
Kräuterwächter für das Yang
Nähre die Wurzel und kläre Wind
Stärke die Wurzel

Mentale Unruhe
Jadequelle
Kläre die Seele
Rege das Zinnoberfeld an

Miktionsbeschwerden
Kläre die Wurzel
Trenne Klares und Trübes

Müdigkeit
Befreie von Beklemmung
Befriede die Geisteskraft
Behausung der Mitte
Drainiere die Felder
Erhelle das Augenlicht
Erleichtere dem Yang die Reise
Erleichtere dem Yin die Reise
Erleichtere die Muskeln
Erlöse den Mond
Fülle das Qi auf und erleichtere die Muskeln
Heiße die Düfte willkommen
Jadequelle
Kläre die Wurzel
Kräuterwächter für das Yang
Kräuterwächter für das Yin
Kräuterwächter für Kinder
Nähre die Wurzel
Stärke die Wurzel
Stütze die Mitte
Trenne Klares und Trübes
Ungestörte Passage

Mumps
Treibe Wind-Hitze aus

Muskelschmerzen
Drainiere die Felder
Erleichtere die Muskeln
Fülle das Qi auf und erleichtere die Muskeln

Nachlassendes Gedächtnis
Befriede die Geisteskraft
Biege den Bambus
Brokat-Sehnen
Drainiere die Felder
Erhelle das Augenlicht
Erleichtere die Muskeln
Erlöse den Mond
Fülle das Qi auf und erleichtere die Muskeln
Kläre die Wurzel
Nähre die Wurzel und kläre Wind
Verwurzele die Geisteskraft

Nachtschweiß
Erleichtere dem Yang die Reise
Erleichtere dem Yin die Reise
Kräuterwächter für das Yin
Nähre die Wurzel
Nähre die Wurzel und kläre Wind

Nasenbluten
Drainiere Feuer

Nasenkongestion
Heiße die Düfte willkommen

Niedergeschlagenheit
Befreie von Beklemmung
Befriede die Geisteskraft
Erhelle das Augenlicht
Erleichtere dem Yang die Reise
Erleichtere dem Yin die Reise
Erlöse den Mond
Fülle das Qi auf und erleichtere die Muskeln
Kläre die Seele
Kräuterwächter für das Yang
Öffne das Herz
Roter Aufruhr
Stärke die Wurzel

Trenne Klares und Trübes
Wandle dich in ein Lächeln

Ohrinfektion
Drainiere Feuer

Ovarialzysten
Rege das Zinnoberfeld an
Palpitationen
Befriede die Geisteskraft
Kläre die Seele
Klare See
Roter Aufruhr

Petechien
Befriede die Geisteskraft

Prämenstruelle Beschwerden
Erlöse den Mond

Prostatitis/Prostataadenom
Kläre die Wurzel

Purpura
Friedlicher Sonnenuntergang

Reizbarkeit
Befreie von Beklemmung
Drainiere Feuer
Erlöse den Mond
Öffne das Herz
Rege das Zinnoberfeld an
Roter Aufruhr
Ungestörte Passage
Wandle dich in ein Lächeln

Schlaflosigkeit
Befriede die Geisteskraft
Brokat-Sehnen
Drainiere Feuer
Erhelle das Augenlicht
Erlöse den Mond
Friedlicher Sonnenuntergang
Kläre die Seele
Klare See
Nähre die Wurzel
Roter Aufruhr
Verwurzele die Geisteskraft

Schleim im Stuhl
Ungestörte Passage

Schnupfen
Treibe Wind-Hitze aus
Treibe Wind-Kälte aus

Schüttelfrost (und Fieber)
Treibe Wind-Hitze aus
Treibe Wind-Kälte aus

Schweregefühl
Drainiere die Felder
Erleichtere die Muskeln
Kläre das Yang

Schwitzen
Kräuterwächter für das Yang
Kräuterwächter für das Yin

Seufzen
Befreie von Beklemmung
Kläre die Seele
Öffne das Herz

Sinusitis
Heiße die Düfte willkommen
Jadeschirm

Spannungsgefühl der Brust
Erlöse den Mond

Spannungsgefühl im Hypogastrium
Kläre die Wurzel
Trenne Klares und Trübes

Tic-Störungen
Kläre das Yang

Tinnitus
Drainiere Feuer
Erhelle das Augenlicht
Erleichtere dem Yang die Reise
Erleichtere dem Yin die Reise
Friedlicher Sonnenuntergang
Kläre die Wurzel
Kräuterwächter für das Yin
Nähre die Wurzel
Nähre die Wurzel und kläre Wind
Stärke die Wurzel

Tonsillitis
Treibe Wind-Hitze aus

Traumgestörter Schlaf
Drainiere Feuer

Trigeminusneuralgie
Friedlicher Sonnenuntergang

Trockene Augen
Brokat-Sehnen
Erhelle das Augenlicht
Nähre die Wurzel
Nähre die Wurzel und kläre Wind

Trockene Haut und Haare
Biege den Bambus
Brokat-Sehnen
Prächtige See
Nähre die Wurzel
Nähre die Wurzel und kläre Wind

Trockene Lippen
Jadequelle

Trockene Vagina
Erleichtere dem Yin die Reise

Trockener Mund
Erleichtere dem Yin die Reise
Jadequelle
Nähre die Wurzel

Trockener Stuhl
Behausung der Mitte
Drainiere Feuer
Erleichtere dem Yin die Reise
Jadequelle
Nähre die Wurzel

Trockenes Haar
Erhelle das Augenlicht

Übelkeit/Erbrechen
Befreie von Beklemmung
Behausung der Mitte
Biege den Bambus
Drainiere die Felder
Erlöse den Mond
Kläre das Yang
Kläre die Seele
Klare See

Unregelmäßige Periodenblutung
Rege das Zinnoberfeld an

Unterer Rückenschmerz
Erhelle das Augenlicht
Erleichtere dem Yang die Reise
Erleichtere dem Yin die Reise
Kräuterwächter für das Yang
Kräuterwächter für das Yin
Nähre die Wurzel
Nähre die Wurzel und kläre Wind
Trenne Klares und Trübes

Urin, blutig
Drainiere Feuer

Urin, häufig und hell
Erleichtere dem Yang die Reise
Kräuterwächter für das Yang
Stärke die Wurzel

Urin, häufig und wenig
Kläre die Wurzel
Trenne Klares und Trübes

Urin, schwacher Strahl
Kläre die Wurzel

Urin, trüb
Trenne Klares und Trübes

Urin, wenig und dunkel
Drainiere Feuer

Uterusmyom (Fibromyom)
Rege das Zinnoberfeld an

Verdauungsstörung
Jadequelle
Kläre die Seele
Kräuterwächter für Kinder
Stütze die Mitte

Verschleimung der Brust
Kläre die Seele
Friedlicher Sonnenuntergang

Verschwommensehen
Biege den Bambus
Brokat-Sehnen
Erhelle das Augenlicht
Kläre das Yang
Nähre die Wurzel
Nähre die Wurzel und kläre Wind
Verwurzele die Geisteskraft

Verstopfung
Drainiere Feuer

Verstopfung/Diarrhö (abwechselnd)
Befriede die Geisteskraft
Friedlicher Sonnenuntergang
Ungestörte Passage

Vorzeitiger Samenerguss
Stärke die Wurzel

Wut (Neigung zu Ausbrüchen von)
Drainiere Feuer

Zungengeschwüre
Drainiere Feuer

Zungenbefund und Rezeptur

Es muss betont werden, dass die hier abgebildeten Zungen zwar typisch für die jeweils angegebene Rezeptur sind, jedoch nicht das einzige Zungenbild darstellen, bei welchem diese Rezeptur angezeigt sein kann. Wenn also die Zunge eines Patienten nicht exakt wie auf den folgenden Photos aussieht, bedeutet dies nicht notwendigerweise, dass die jeweilige Rezeptur nicht angewandt werden kann.

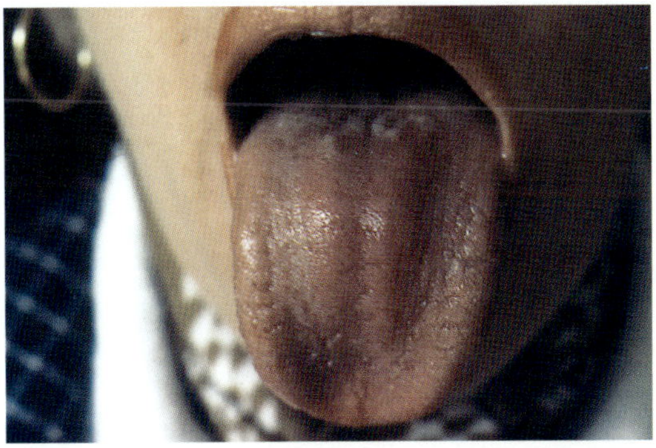

- Rot, ohne Belag

  Nähre die Wurzel

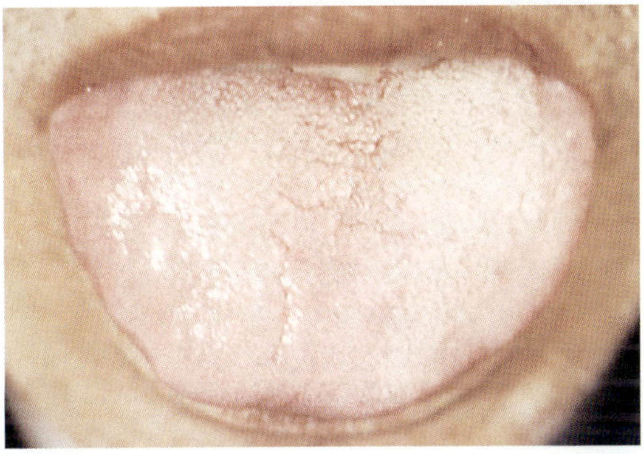

- Blass, geschwollen, feucht

  Stärke die Wurzel

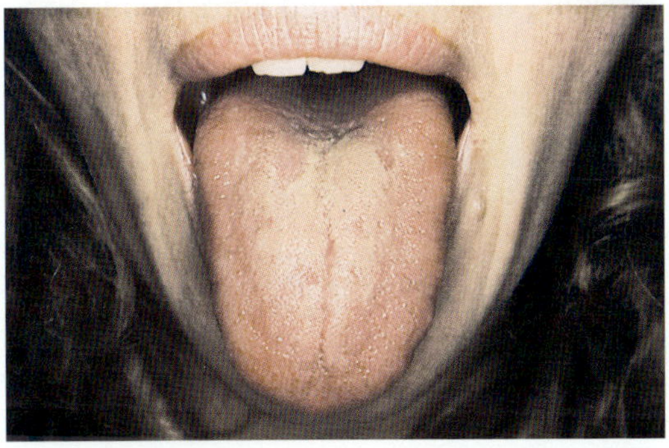

- Dünner Zungenkörper, wurzelloser Belag

  Prächtige See

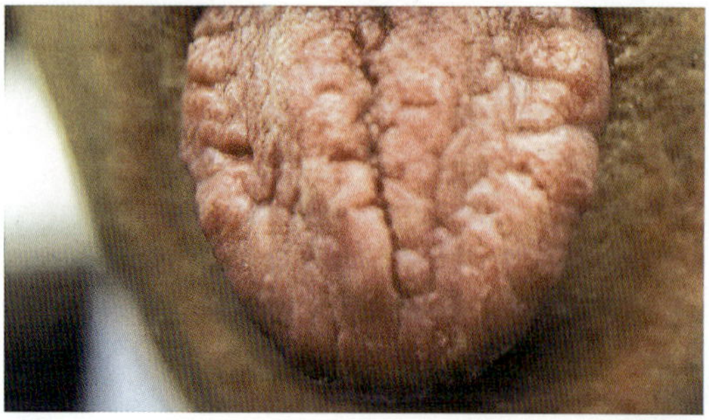

- Wie abgeschält (ohne Belag), Magenfurche, Milzfurchen

  Jadequelle

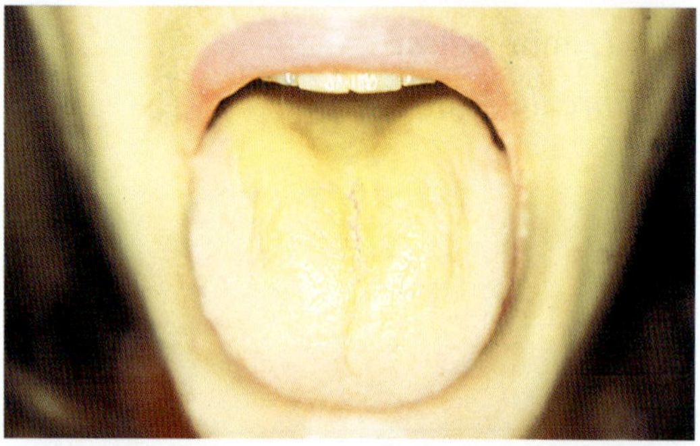

- Blass, geschwollen, klebriger Belag

  Ungestörte Passage

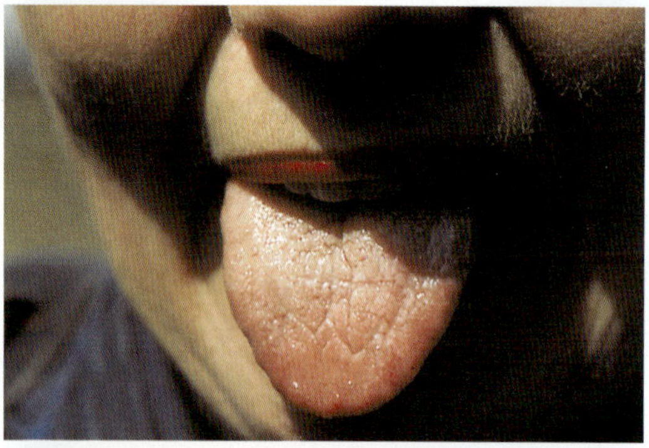

- Blass, ohne Belag, etwas dünner Zungenkörper

  Brokat-Sehnen

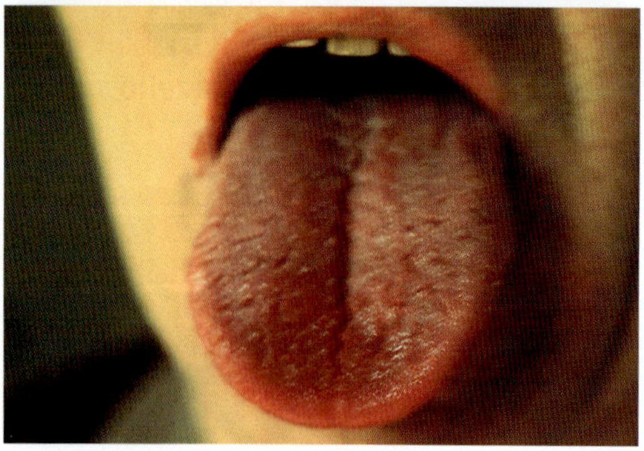

- Rot, ohne Belag, trocken, rissig

  Nähre die Wurzel und kläre Wind

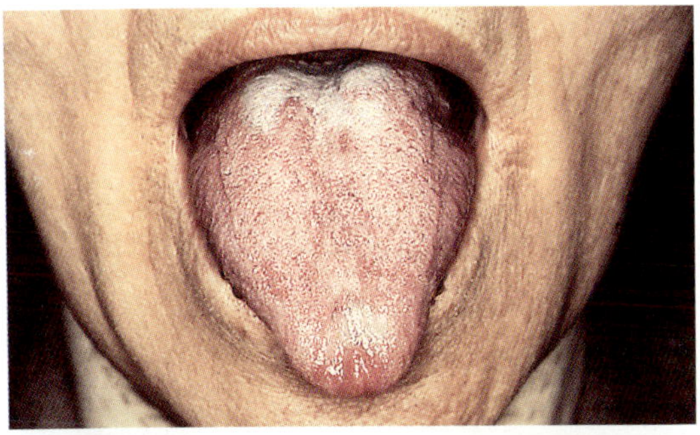

- Rötlich-purpurn, geschwollen, klebriger aber wurzelloser Belag, Wurzel ohne Shen

  Kläre die Wurzel

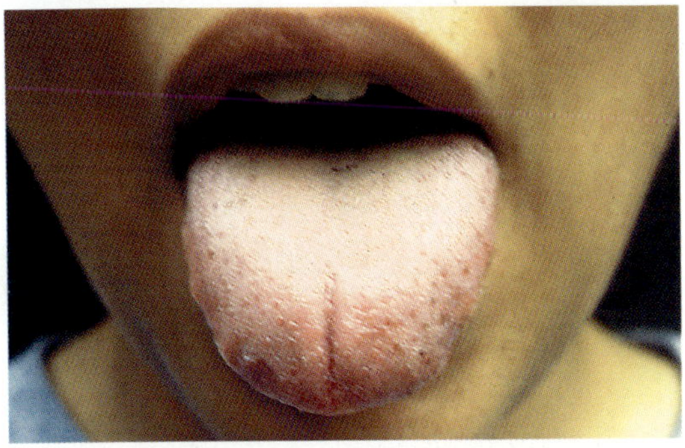

- Bläulich-purpurn im vorderen Teil, purpurne Flecken

  Roter Aufruhr

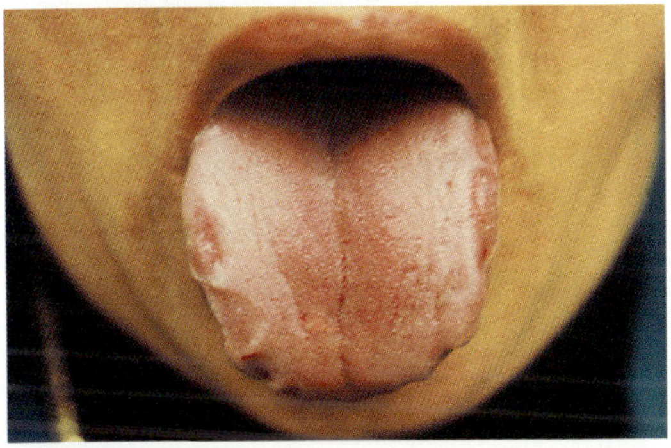

- Rötlich-purpurn

  Rege das Zinnoberfeld an

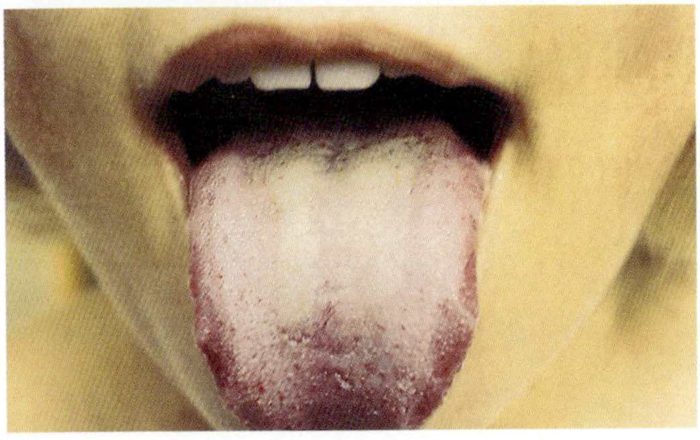

- Rot an den Seiten, klebrig-gelber Belag

  Erleichtere die Muskeln

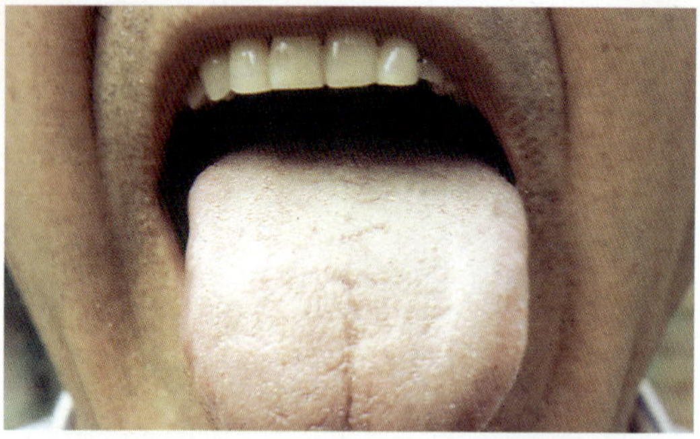

- Geschwollen, klebrig-weißer Belag

  Drainiere die Felder

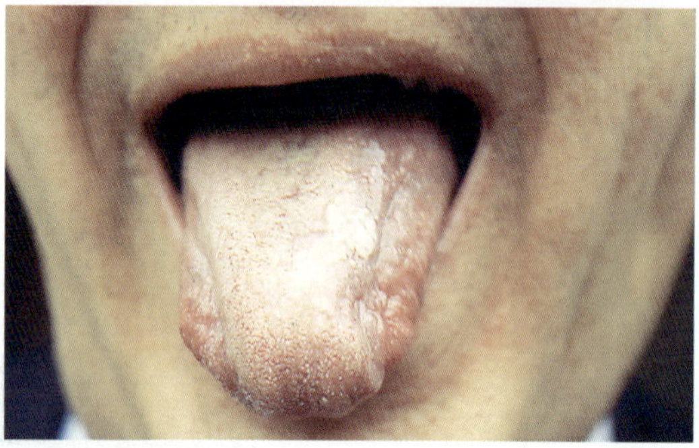

- Rötlich-purpurn, geschwollen, seitabweichend, klebrig-gelber Belag, rechts wurzellos

  Friedlicher Sonnenuntergang

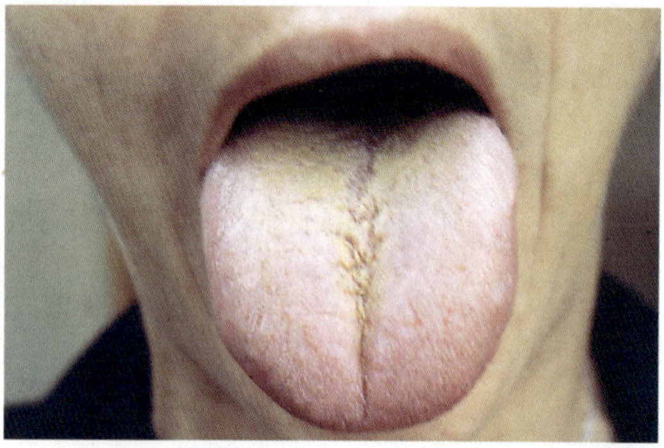

- Rot, geschwollen, tiefe Magen- und Herzfurche mit einem rau-gelben Belag darin

  Kläre die Seele

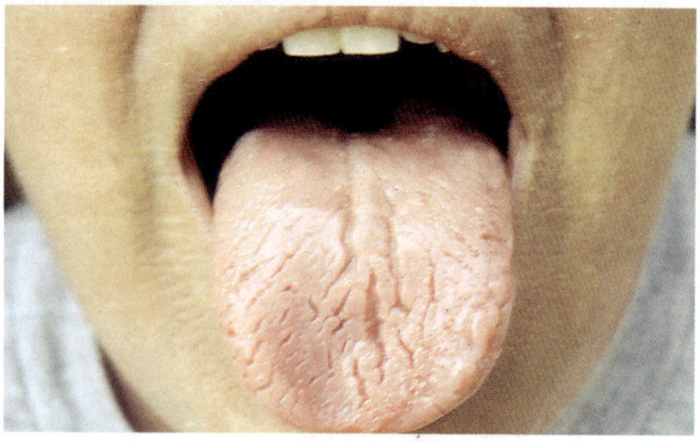

- Blass, Magen- und Milzfurchen, klebriger Belag, der auf einer Seite fehlt

  Behausung der Mitte